一步一步做好美学修复系列丛书

一步一步做好美学修复牙体预备

Tooth Preparation for Esthetic Restoration：Step by Step

主编　谭建国

中国科学技术出版社
·北京·

图书在版编目（CIP）数据

　　一步一步做好美学修复牙体预备 / 谭建国主编 . —北京：中国科学技术出版社，
2020.8（2024.2 重印）

　　ISBN 978-7-5046-8723-4

　　Ⅰ . ①一⋯ Ⅱ . ①谭⋯ Ⅲ . ①牙体—修复术 Ⅳ . ① R781.05

　　中国版本图书馆 CIP 数据核字 (2020) 第 119139 号

策划编辑　　焦健姿　　王久红
责任编辑　　焦健姿
装帧设计　　佳木水轩
责任印制　　李晓霖

出　　　版　　中国科学技术出版社
发　　　行　　中国科学技术出版社有限公司发行部
地　　　址　　北京市海淀区中关村南大街 16 号
邮　　　编　　100081
发行电话　　010-62173865
传　　　真　　010-62179148
网　　　址　　http://www.cspbooks.com.cn

开　　　本　　787mm×1092mm　1/16
字　　　数　　132 千字
印　　　张　　7.5
版　　　次　　2020 年 8 月第 1 版
印　　　次　　2024 年 2 月第 4 次印刷
印　　　刷　　北京盛通印刷股份有限公司
书　　　号　　ISBN 978-7-5046-8723-4 / R・2566
定　　　价　　78.00 元

编著者名单

主　编　谭建国

副主编　刘晓强　刘明月

编　者（以姓氏笔画为序）

马欣蓉　　叶心仪　　史佳敏　　刘明月

刘晓强　　齐　璇　　孙　傲　　李德利

杨　洋　　杨　洋(女)　杨　振　　张玉玮

陈　立　　林　东　　周建锋　　谭建国

绘　图　齐　璇

内容提要

　　牙体预备是美学修复的基本技术之一，是排龈、印模、试戴、粘接等治疗过程的基础，对实现美学目标至关重要。本书主编谭建国教授多年来一直专注于牙齿美学修复，在传统理论的基础上，结合新理念、新技术，对牙齿硬组织美学缺陷的修复体和材料类型、美学引导的牙体预备理念、不同类型修复体的牙体预备技术进行了归纳总结，充分体现了美学修复牙体预备过程中的相关理念和实用技术，以期为读者提供简明实用的指引。

　　全书共 13 章。以牙体预备的目标和要求为核心，以美学因素作为思考重点，从器械选择、材料选择、边缘设计、预备步骤等多方面深入剖析了牙体预备的理论与技术要点，辅以精美插图，帮助读者一步一步轻松掌握规范的牙体预备技术。本书内容翔实，图文并茂，深入浅出，通俗易懂，有助于提高口腔医师美学修复操作能力，亦可作为学习牙体预备技术的指导读物。

序

盛夏，酷暑难当！案头电脑上一部即将问世的书稿——《一步一步做好美学修复牙体预备》，如清风，送来凉爽。书中内容翔实、编排新颖、图文并茂，清丽的形式吸引我将其一口气读完，爱不释手。果然，文如其名，图如其名。

口腔医学是科学和艺术的结合，艺术又是技艺和美学的表现。解读书名，其中不难发现其中包含的四个关键词："牙体预备"是科技内涵，"美学修复"是艺术内涵，"一步一步"是教学内涵，"做好"是核心目的。

"牙体预备"是口腔医学的经典操作技术，更是牙科学诸多治疗技术的最基础的操作步骤。若要"做好牙体预备"，除了强调操作的精准、细腻、小心、谨慎，还要体现医学生物学的理念；这不仅是工匠的手艺，也是医师将所学医学及相关科学系统理论和知识的理解通过技能展现出来的能力。全书共13章，除了各类修复体牙体预备的操作要点和细节，还归纳总结了相关器械、材料、设计原则和方案，一目了然，重点突出，展现了本书引导读者"知其然"更要"知其所以然"的良苦用心。

"美学修复"是口腔医学临床工作中对口腔软硬组织缺损的修复过程，不仅要实现功能目标，还要恢复其正常的生理形貌并使其呈现出美、表现出美，更重要的是要展现美的科学内涵及生物学基础。只有这样，才会有持久的生命力，才能拥有永恒的美。从事美学的口腔医学工作者，不但要有发现美的眼睛和创造美的双手，更要练就定义美的思想、感悟美的触角及体验美的心境，在临床实践中不断探索以诠释美的真谛。本书的一大特点是专题列出了在美学引导下修复体边缘设计、选材和牙体预备等操作细节，并对美学分析方法、美学设计原则和思路进行了阐释。本书作者还以其独特的美学视角，提出了"口腔美学缺陷"和"牙齿硬组织美学缺陷"的概念，从医学美学的角度重新审视口腔疾病带来的问题，对临床诊疗操作中如何分析、如何诊断、如何制订治疗方案及如何实施治疗计划细致阐释，如数家珍，娓娓道来。

"一步一步"开展教学，从人的认识规律出发，以准确、精练的语言和丰富精美的手绘示意图将概念、分类、思考和操作一一展示，层层递进，由浅入深，引人入胜。一方面手把手对医学生及有意愿从事美学牙体修复的医师讲授规范、标准的牙体预备技术，另一方面详解每一操作步骤背后隐含的生物学基础、生物力学基础和材料学基础相关的理论知识，真正做到了"授人以鱼"更要"授人以渔"。只有掌握了扎实的基本功，才能从容应对千变万化的临床境况，练就提出问题、分析问题和解决问题的能力，最终才能充分、有效地展示修复之美。

中华口腔医学会于2015年成立口腔美学专业委员会，其发起者和首任主任委员谭建国教授将其对医学美学的认知快速引入口腔医学领域，他带领团队首开"一步一步做好牙体预备"临床规范化实用技术培训继续教育课程，并在近年中华口腔医学会举办的全国学术年会上连续开展"一步一步做好牙体预备"的示范教学和现场操作培训。随着课程内容传播得越来越广泛，"一步一步"已成为国内口腔医学操作技术培训的品牌，学员们迫切需要系统性教材帮助学习知识和巩固技能。正是在这种形势下，谭建国教授倾注心血，将自身及团队深厚的专业理论、丰富的临床经验和珍贵的教学宝典形诸笔墨，帮助更多人在走向"做好"目标的道路上一路顺畅。

见书如见作者，主编谭建国教授严谨、务实、一丝不苟及追求完美的作风在这本书中淋漓展现。基础与实践兼顾，既有深入浅出的理论，又有落地可行的措施，寓教于学，尽有所获。编者队伍朝气蓬勃、青春洋溢、追求美好、热爱专业且精益求精。他们在前浪的引领下，不眠不休，奋力追逐，已形成势不可挡的后浪，期望这些后浪终能成为拍岸汹涌的波涛。

又遇庚子，注定不凡。期待本书的问世，能带给我们更多平静，更多踏实。

北京大学口腔医（学）院 教授 主任医师

前　言

　　口腔修复学是一门操作性极强的临床专业学科，口腔修复医师不仅需要融会贯通一系列晦涩难懂的专业理论知识，还需要对各种操作技能做到驾轻就熟，而牙体预备更是其中一项非常重要的临床操作技能。牙体预备是口腔修复医师使用高速涡轮钻针在所需修复牙体硬组织上进行的显微牙外科手术，要求操作极其精细，甚至到微米级，而且牙体预备是决定口腔修复治疗成功与否的关键因素之一。

　　为了帮助口腔修复医师细致入微、轻车熟路地掌握规范、标准的牙体预备操作技术，中华口腔医学会开设了"一步一步"口腔临床实用技术规范化培训系列继续教育活动，其中，"一步一步做好牙体预备"便是最早开展的项目。早在2013年的中华口腔医学会上海年会时，我们团队就率先开展了"一步一步做好全瓷修复牙体预备"规范化培训活动，此后，每年的中华口腔医学会上海年会都会开展"一步一步做好牙体预备"的示范教学和现场操作培训，同时还在全国各地举办了数场"一步一步做好牙体预备"继续教育学习班及"西部行"等公益活动。随着一系列活动的开展，该项目已帮助全国数千名口腔医师熟练掌握了各种规范的美学修复牙体预备操作技术。

　　为帮助更多口腔医师学习和掌握规范化的牙体预备操作技术，我们将多年实践中积累的美学修复牙体预备相关知识编撰成书，作为"一步一步做好美学修复"系列丛书的首部作品。本书从美学设计引导的精确牙体预备理念出发，详细讲解了瓷贴面、全瓷冠、瓷嵌体、𬌗贴面等临床常用美学修复体的牙体预备步骤及要求，同时深入阐述了与牙体预备密切相关的美学分析、美学设计、修复体类型及材料选择等知识。本书内容理论结合实践，理论指导操作，可为建立全面、完善的美学修复牙体预备教学体系提供参考。

　　不积跬步，无以至千里，唯有一步一步，才能步步精彩！希望本书能为广大口腔医师学习和掌握临床常用的各种规范化美学修复牙体预备操作技术提供帮助。

北京大学口腔医（学）院 教授、主任医师　谭建国

目　录

Chapter 1

牙齿硬组织美学缺陷

一、口腔美学缺陷

随着社会经济和文明的发展，人们对口腔健康的重视程度越来越高，求诊的口腔患者人数急剧增多。患者就诊的主要诉求可以分为三大类：口腔疾病的治疗、口腔功能的修复、口腔美学的重建。经济和文明的发展使患者对口腔美观的要求大大提高，口腔美学重建已经成为患者越来越重要的就诊需求。

中华口腔医学会口腔美学专业委员会创新地提出了"口腔美学缺陷"这类新的口腔疾病分类。口腔美学缺陷是指主观上患者以改善口腔美学为主要就诊诉求，同时客观上患者牙齿、牙列、颌面部与人体美学标准存在明显差异。

根据美学缺陷所累及的牙齿、口腔及颌面部软硬组织的部位、程度、病因及发病机制的不同，口腔美学缺陷分为牙齿硬组织美学缺陷、牙周软组织美学缺陷、牙列空间美学缺陷和颌面部美学缺陷四大类，每类缺陷又可根据各自特点进一步分为不同的亚类。下面将各类口腔美学缺陷的病因、分类、临床表现和治疗方法进行简要介绍。

（一）牙齿硬组织美学缺陷

牙齿硬组织美学缺陷主要包括两大亚类：牙齿形态美学缺陷和牙齿颜色美学缺陷。

1. 牙齿形态美学缺陷

牙齿形态美学缺陷是指由各种病因造成的牙齿结构、形态发生异常，影响患者牙齿美观。这类美学缺陷主要包括由龋病、外伤、牙齿磨耗、发育畸形等导致的牙体缺损等疾病。牙齿形态美学缺陷是口腔临床的常见病和多发病，是常见的口腔美学缺陷。临床上可采用直接法树脂充填或间接法修复体进行修复治疗，以恢复牙齿的形态、结构、美观和功能。

2. 牙齿颜色美学缺陷

牙齿颜色美学缺陷是指由于各种病因（如龋病、外伤、牙齿磨耗、发育畸形等）导致的牙齿硬组织颜色异常，影响患者牙齿的美观。这类美学缺陷主要包括牙齿发育不全、失髓变色牙、牙面白垩斑样病损、四环素牙、氟牙症等。牙齿颜色美学缺陷经常和牙齿形态美学缺陷并存。临床上可根据病因和颜色缺陷程度采用漂白、贴面、全冠、桩核冠等方法改善牙冠颜色，恢复牙齿美观。

（二）牙周软组织美学缺陷

牙周软组织美学是口腔和牙齿美学的重要组成部分。牙周软组织美学缺陷是指由于各种病因导致的牙周软组织出现颜色、形态、质地、位置等异常，影响患者的口腔美观。这类美学缺陷主要包括牙龈炎、牙周炎、牙龈退缩、牙龈增生、露龈笑等。牙周炎症可导致牙龈颜色、形态、质地的异常，牙龈增生或者牙龈退缩也可导致牙周软组织美学异常。牙周软组织美学缺陷可采用牙周基础治疗、牙周手术治疗及结合正畸、修复等多学科综合治疗。

（三）牙列空间美学缺陷

牙列空间美学缺陷包括两大亚类：牙齿缺失美学缺陷和错𬌗畸形美学缺陷。

1. 牙齿缺失美学缺陷

牙齿缺失导致牙列的完整性被破坏，包括牙列缺损和牙列缺失。前牙区的牙齿缺失严重影响患者口腔美观。可通过种植义齿、固定义齿、可摘局部义齿或全口义齿等方法修复缺失牙的形态和功能，恢复牙列完整性。

2. 错𬌗畸形美学缺陷

牙齿位置和排列异常可导致错𬌗畸形美学缺陷。错𬌗畸形矫治主要是口腔正畸学的治疗范畴，这类美学缺陷可通过使用各种正畸矫治器改善牙齿的位置和排列，从而达到牙齿、牙列、颜面部的协调统一。伴骨性畸形的患者可通过正畸－正颌联合治疗改善牙齿排列。临床很多错𬌗畸形美学缺陷需要多学科交叉融合的综合治疗。

（四）颌面部美学缺陷

颌面部美学缺陷是指由各种病因导致的颌骨、颌面部软组织异常，可影响患者颌面部美观。这类美学缺陷包括牙颌面畸形、唇腭裂畸形、颜面部软组织美学缺陷、肿瘤术后或外伤导致的颌面部软硬组织缺损等。由颌骨空间位置或形态异常导致的面容畸形和咬合关系异常，称为牙颌面畸形，可通过正颌外科手术进行矫正。肿瘤或外伤导致的口腔颌面部软硬组织缺损可通过整形外科手术、显微重建外科手术、种植义齿等进行修复。唇腭裂畸形可通过唇腭裂整形手术进行修复治疗。颌面部皮肤色素痣、瘢痕、皱纹等颜面部软组织美学缺陷可通过整形美容技术进行治疗。

以上四类口腔美学缺陷常常是多发的，患者可以同时罹患数种口腔美学缺陷。如患者同时出现牙齿形态美学缺陷、牙齿颜色美学缺陷、牙周软组织美学缺陷和牙列空间美学缺陷等。这时需要结合患者的主观要求和客观美学缺陷，建立最终的美学治疗目标，通过美学分析和美学设计，制定多学科治疗方案和治疗程序，通过正畸、牙周、修复、种植、牙体牙髓等多学科融合、交叉、合作，最终完成患者口腔美学缺陷的治疗。

本书将重点论述临床最常见的牙齿硬组织美学缺陷，即牙齿形态美学缺陷和牙齿颜色美学缺陷。

二、牙齿硬组织美学缺陷

牙齿硬组织美学缺陷包括牙齿形态美学缺陷和牙齿颜色美学缺陷。牙体缺损是导致牙齿硬组织美学缺陷的主要疾病。牙体缺损是口腔临床的常见病和多发病，是指由于各种原因引起的牙体硬组织不同程度的外形、结构的破坏和异常。牙齿硬组织形态美学缺陷多伴有牙齿颜色美学缺陷，单纯的牙齿颜色异常也可以认为是广义的牙体缺损，常需采用牙体缺损的修复方法进行治疗。

（一）牙齿硬组织美学缺陷的病因

牙齿硬组织美学缺陷的病因包括龋病、牙外伤、牙齿磨耗、发育畸形等。

1. 龋病

龋病是由于细菌的作用造成牙体硬组织脱矿和有机物分解，表现为牙体硬组织变色、脱钙软化和龋洞形成，病变进一步发展可伴随牙髓充血、牙髓炎、牙髓坏死、根尖周炎、根尖周脓肿等。龋坏严重者，可造成牙冠部分或全部破坏，形成残冠或残根。龋病是目前导致牙齿硬组织美学缺陷的最常见病因，但随着口腔预防医学的发展，龋病的患病率在逐渐下降。

2. 牙外伤

牙冠受到意外撞击或过大咬合力时可引起牙折，前牙外伤的发病率较高。失髓牙（即根管治疗后的牙齿）、隐裂牙等牙体自身强度下降，也可在正常咬合力下引起牙折。牙外伤轻者表现为前牙切角或后牙牙尖局部小范围折裂，重者可出现整个牙冠折裂或冠根折断，甚至导致牙齿拔除。

3. 牙齿磨耗

牙齿磨耗（tooth wear）是一种临床常见的牙齿硬组织（釉质和牙本质）非龋性疾病，是指牙齿受到机械磨擦或者化学性酸的侵蚀，导致牙齿硬组织产生进行性丧失。牙齿磨耗的病因复杂，主要可以分为机械因素和化学因素两大类。机械因素是指各种物体对牙齿过度机械摩擦导致牙齿硬组织的丧失。化学因素是指酸对牙齿侵蚀脱矿导致牙齿硬组织的丧失。牙齿磨耗是这类疾病的统称，其根据病因的不同可以分为磨耗、磨损、酸蚀症三大类。临床上，某些牙齿磨耗的病例为单一病因引起，而更多的病例为多病因混合或交替导致。

(1) 磨耗（attrition）：是指口腔功能运动（咀嚼运动等）或副功能运动（夜磨牙、紧咬牙等）时，上下颌相对牙齿咬合接触，牙齿咬合面之间机械摩擦，导致牙齿硬组织进行性丧失。

通过询问病史，磨耗患者一般有夜磨牙、紧咬牙等副功能运动病史，上下颌相对牙齿之间高频度、长时间、殆力大的咬合接触导致牙齿硬组织病理性丧失。磨耗患者还可能存在一些特定的咬合干扰，如深覆殆导致的前牙功能运动范围受限、后牙后退接触位的殆干扰等。

(2) 磨损（abrasion）：是指牙齿受到除牙齿之外的其他物体的机械摩擦，导致牙齿硬组织进行性丧失。常见的磨损原因包括患者有咀嚼硬食习惯、不良刷牙习惯、咬硬物习惯等。

通过询问病史，磨损患者一般具有特定的咀嚼习惯，如喜吃硬食、嚼槟榔等，这些习惯导致咀嚼时咬合力过大，同时牙齿咬合面之间粗糙的食物导致牙面承受过度的机械摩擦。有的磨损患者有某种特殊的生活习惯或工作习惯，如不正确的刷牙方式、长时间叼烟斗、咬指甲、咬铅笔等习惯。由于长时间的不良习惯，烟斗、铅笔、指甲等异物会对牙齿表面过度机械摩擦，导致牙齿表面硬组织丧失。

(3) 酸蚀症（erosion）：是指牙齿受到非细菌性酸的侵蚀，酸性物质造成牙齿硬组织中的羟基磷灰石酸蚀脱矿，最终导致牙齿表面硬组织缺损。根据对牙齿酸蚀脱矿的酸的来源，酸蚀症可分为外源性酸蚀和内源性酸蚀两类。

外源性酸蚀中对牙齿酸蚀脱矿的酸来源于患者身体以外，包括饮料、食物、水果、酒类、药物、环境等。可乐等碳酸类饮料的 pH 约为 2.7，运动饮料等也多为酸性的。很多水果都是酸性的，其中柠檬的 pH 为 1.8～2.4，日常饮用的果汁也多为酸性。酸性的饮料、水果、食物等长时间、高频度地接触牙齿表面，造成牙齿表面硬组织酸蚀脱矿，最终导致牙齿表面硬组织的缺损。

内源性酸蚀中对牙齿酸蚀脱矿的酸来源于患者身体内部的胃液。人体胃液的 pH 为 1.6～1.9，酸性很强，对牙齿硬组织具有很强的酸蚀脱矿能力。胃液导致的内源性酸蚀症的病因主要有以下两种：①神经性贪食症（bulimia nervosa），是指患者由于心理性原因在饮食后自我催吐，混有胃液的呕吐物进入口腔内，接触牙齿表面，对牙齿硬组织造成酸蚀脱矿。由于患者在呕吐时的特定体位，神经性贪食症导致的牙齿磨耗主要发生于上前牙舌侧或累及上颌前磨牙舌面，而上颌磨牙和下颌牙齿的酸蚀磨耗并不常见。②胃食管反流病（gastroesophageal reflux disease，GERD），是由于消化系统疾病导致胃液反流至口腔内，胃液接触牙齿表面并对牙齿硬组织造成酸蚀脱矿。胃食管反流病导致的牙齿磨耗多发生于上颌后牙舌面及下颌后牙𬌗面。胃食管反流病患者在夜间睡眠时胃液反流导致的牙齿酸蚀脱矿最为严重，睡眠时口腔唾液分泌较少，对酸的缓冲能力下降。由于患者的习惯性睡姿体位不同，因而造成牙齿酸蚀脱矿的部位和程度在牙弓左右两侧常不对称。

除了以上的磨耗、磨损、酸蚀症三种主要的牙齿磨耗类型外，非龋性牙颈部病损（non-carious cervical lesion，NCCL），又称楔状缺损，也可以看作是一类特殊的牙齿磨耗类型。前文所述的磨损、酸蚀症都可以导致牙颈部楔状缺损，应力也是形成牙颈部楔状缺损的重要病因。当牙齿受到咬合力时，牙颈部是应力集中区，牙颈部由牙釉质、牙本质和牙骨质三种不同力学性能的组织组成，应力集中导致的形变造成局部牙齿硬组织崩裂（abfraction），形成牙颈部楔状缺损。

临床上牙齿磨耗病例的病因往往是多因素的，有的病例是一种因素为主、另一种因素为辅，有的病例是两种因素交替出现、相互协同。如牙齿表面硬组织可能首先受到酸的侵蚀发生脱矿变软，这时再受到机械摩擦会明显加重牙齿硬组织的丧失。学者们提出的酸蚀性牙齿磨耗（erosive tooth wear）就是指这类牙齿磨耗现象。

4. 发育畸形

造成牙齿硬组织美学缺陷的发育畸形是指在牙齿发育和形成过程中出现形态、结构的异常。牙齿的形态发育畸形是发育过程中牙冠形态的异常，常见的有过小牙、锥形牙等。常见的造成牙体缺损的牙结构发育畸形包括釉质发育不全、牙本质发育不全、氟牙症及四环素牙等。釉质发育不全症轻者牙冠呈白垩色或褐色斑，严重者则出现牙冠形态不完整。釉质矿化不良者牙釉质硬度降低，牙釉质表面粗糙且有色素沉着。氟牙症是在牙发育期间，由慢性氟中毒所致的牙体组织损害，牙冠表面出现白垩色或黄褐色斑块，重者出现釉质实质性缺损。四环素牙又称四环素色素沉着，是在牙冠发育期间，四环素类药物造成牙冠变色和釉质发育不全，牙冠呈灰褐色或青灰色，釉质透明度降低，失去光泽，严重者还可出现牙冠发育不全。

（二）牙齿硬组织美学缺陷的修复方法

牙齿硬组织美学缺陷的修复方法主要包括直接充填法和间接修复法两大类。较小的牙体缺损可以采用口内直接充填法治疗。充填法是使用复合树脂等充填材料直接在口内修复牙体组织的缺损。充填法操作程序简单，可在口内直接完成，牙体预备磨牙量少，有利于保存剩余的牙体组织。

间接修复法需要在口内牙体预备后制取印模，口外灌注工作模型，技师在工作模型上完成修复体制作，然后修复体在口内试戴、调改，最后粘接完成。与直接充填法相比，间接修复法治疗程序复杂，磨牙量较多，成本较高，治疗时间也较长。但牙体缺损在下列情况下需要采取间接修复的方法进行治疗：

● 牙体缺损过大，剩余牙体组织薄弱，充填材料不能为患牙提供足够的保护，而且由于充填材料自身性能所限，难以承受咀嚼力而易发生变形和断裂者。

● 牙体缺损过大，剩余牙体组织薄弱，充填材料无法获得足够的固位力而易脱落者。

● 为了达到更高的美学要求，单纯用口内直接充填治疗不能获得满意效果的患者。

牙齿硬组织美学缺陷的修复首先应根据牙体缺损病因、缺损大小、缺损牙的位置、咬合关系以及患者的要求等制订周密的修复治疗计划，选择适合的修复体类型，进行修复前的各项准备工作，包括患者的口腔卫生宣教、牙髓病和根尖周病的治疗、牙周治疗、修复前的正畸治疗等。一切准备完成后，才可进入后续的修复治疗，包括牙体预备、制取印模、灌注模型、修复体技工制作、修复体临床试戴，最后使用粘接水门汀将修复体粘接在口腔内，恢复牙齿的形态、结构、美观和功能。

Chapter 2

牙齿硬组织美学缺陷
修复体类型

根据修复体覆盖牙面的范围、制造工艺、材料类型、结构特点等，可将牙齿硬组织美学缺陷修复体分为以下几种类型：

1. 全冠

指覆盖全部牙冠表面的修复体。根据制作材料的不同可以分为金属全冠、树脂全冠、全瓷冠、烤瓷熔附金属全冠等。

● 金属全冠：以金属材料制作的全冠修复体。一般以失蜡铸造工艺制作，称为铸造金属全冠。通常用于修复美观要求不高的后牙。

● 全瓷冠：以各种全瓷材料制作的全冠修复体。可用于修复美观要求较高的前后患牙。

● 烤瓷熔附金属全冠：又称金属烤瓷全冠，简称金瓷冠。是在金属内冠上制作饰瓷的金瓷复合结构全冠。

2. 贴面

通常指覆盖牙冠唇（颊）面的修复体，常采用全瓷材料制作，主要依靠粘接固位。

3. 殆贴面

通常指覆盖后牙殆面的修复体，常采用全瓷材料制作，主要依靠粘接固位。

4. 嵌体

为嵌入牙冠内的修复体，主要依靠洞固位形固位。如果同时覆盖部分或全部牙尖，则称为高嵌体。

5. 部分冠

覆盖部分牙冠表面的修复体。传统的部分冠一般采用金属铸造而成。

- 3/4 冠：牙冠一个轴面未被覆盖的部分冠修复体，一般是为了美观暴露后牙的颊面。
- 7/8 冠：仅颊面近中 1/2 未被覆盖的部分冠修复体。

6. 桩核冠

用于修复根管治疗后大面积牙体缺损的患牙。利用插入根管内的桩固位，其上形成金属核或树脂核，然后再制作最终的全冠修复体。

目前临床上常用的美学修复体类型为贴面、全冠、嵌体、殆贴面、桩核冠。以下章节将详细介绍这五类美学修复体类型。全瓷材料因具备优异的美学性能、生物相容性以及良好的机械性能，已经成为制作美学修复体的主要材料。因此，本书主要介绍全瓷材料制作的各种修复体，包括全瓷冠、瓷贴面、瓷嵌体等。

一、全瓷冠

全瓷冠（all-ceramic crown）按照修复体结构可以分为单层全瓷冠和双层全瓷冠（图 2-1，图 2-2）。单层全瓷冠整个修复体由一种或一类全瓷材料组成，如使用二硅酸锂增强型玻璃陶瓷或高透氧化锆制作的前牙单层全瓷冠，根据美学要求唇面也可以覆盖薄层长石质饰瓷。双层全瓷冠整个修复体由两种不同类型的全瓷材料组成，如临床常用的双层氧化锆全瓷冠，使用氧化锆制作强度高、遮色强的内冠，外面再覆盖美观性能良好的长石质饰瓷。

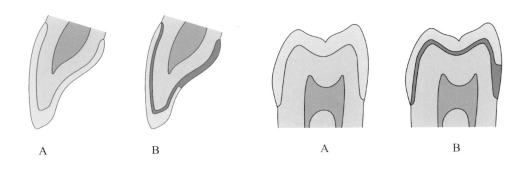

| A | B | A | B |

▲ 图 2-1　前牙全瓷冠
A. 单层全瓷冠；B. 双层全瓷冠

▲ 图 2-2　后牙全瓷冠
A. 单层全瓷冠；B. 双层全瓷冠

二、贴面

贴面（laminate veneer）多用于前牙，也可用于前磨牙。一般覆盖牙冠的唇颊面，主要依靠粘接固位，用以改善牙齿的美观。随着粘接技术和全瓷材料的发展，贴面已经成为前牙区美学修复的重要修复体类型。

目前临床上制作前牙贴面的材料主要是玻璃基陶瓷，包括玻璃陶瓷和长石质瓷。玻璃基陶瓷具有优异的半透明性等美学性能，同时具有良好的粘接性能，是制作以粘接作为主要固位力来源的贴面修复体的首选修复材料。全瓷材料制作的贴面称为瓷贴面。

传统定义的贴面根据切端牙体预备方式可分为开窗型、对接型和包绕型（图 2-3）。

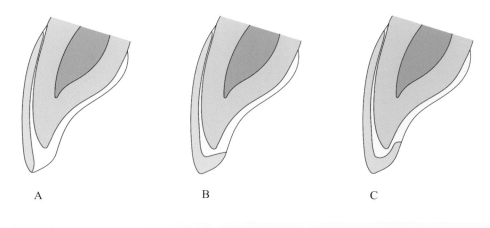

| A | B | C |

▲ 图 2-3　经典型贴面
A. 开窗型；B. 对接型；C. 包绕型

随着贴面在牙齿美学修复中的适应证不断扩大，前牙贴面已经不仅可以覆盖前牙的唇面和切缘，还可以根据牙体缺损范围大小、修复体的固位和美观等因素扩展包绕至邻面甚至舌腭面。以往基于切端预备方式的分类方法已经不能满足目前临床的需要。因此我们课题组根据临床实际情况，综合国内外相关研究，提出新的前牙贴面分类方法。根据贴面包绕牙冠的范围将前牙贴面分为 4 种类型，即经典型贴面、邻面包绕型贴面、全包绕型贴面、舌贴面（图 2-4）。

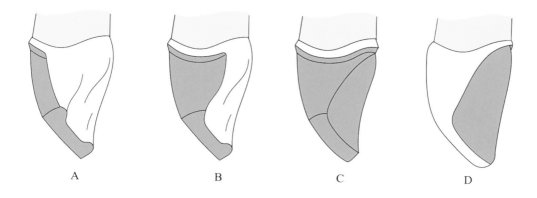

▲ 图 2-4　贴面的分型

A. 经典型贴面；B. 邻面包绕型贴面；C. 全包绕型贴面；D. 舌贴面

1. 经典型贴面（classic veneer）

贴面主要覆盖前牙的唇面和切缘，或前磨牙的颊面和颊尖。根据贴面覆盖切缘位置的不同，经典型贴面又可以分为开窗型、对接型和包绕型三类（图 2-3）。

2. 邻面包绕型贴面（proximal-extension veneer）

贴面不仅覆盖前牙的唇面和切缘，还覆盖近远中邻面。贴面的邻面边缘一般终止于近远中邻面的邻舌线角。这类贴面的适应证包括邻面龋、邻面充填体、邻面缺损、牙间隙、牙龈乳头成形、轻度扭转牙等前牙贴面修复的病例。

3. 全包绕型贴面（full-coverage veneer）

贴面不仅覆盖前牙的唇面、切缘和近远中邻面，还覆盖部分或全部舌面。修复体覆盖牙面的范围与全冠类似，但牙体预备局限在釉质内（图 2-5）。

4. 舌贴面（palatal-coverage veneer）

贴面主要覆盖前牙的舌面，用于修复前牙舌面表浅性缺损，且缺损未累及切缘。临床多用于修复上前牙由于机械性或化学性磨耗导致的舌面缺损，又称腭贴面（图 2-6）。舌贴面的临床适应证选择要很慎重，如果前牙舌面缺损暴露大部分牙本质，舌贴面的粘接固位就要引起重视，特别是因为机械摩擦或者化学性酸蚀暴露的牙本质，这些牙本质不是容易粘接的界面，因此不适合设计舌贴面修复。

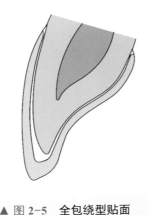 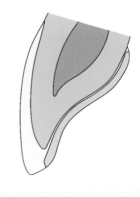

▲ 图 2-5　全包绕型贴面　　　　　　　　▲ 图 2-6　舌贴面

三、𬌗贴面

𬌗贴面（occlusal veneer）是主要覆盖后牙𬌗面、通过粘接固位的修复体类型。临床常用于修复机械因素或化学因素导致的后牙𬌗面表浅性、无明显洞形的硬组织缺损。𬌗贴面一般用于活髓牙，要求𬌗面有尽量多的釉质保存量。𬌗贴面的修复材料目前临床多选用二硅酸锂增强型玻璃陶瓷，也可以选用树脂基陶瓷。

经典的𬌗贴面主要覆盖后牙𬌗面和部分牙尖外斜面，但随着𬌗贴面适应证的扩大，其不仅可以覆盖后牙𬌗面和牙尖外斜面，还可以根据牙体缺损范围大小等因素扩展包绕至牙冠的部分或全部轴面。因此，我们课题组根据临床实际情况，综合国内外相关研究，提出了新的后牙𬌗贴面分类方法。根据𬌗贴面包绕后牙牙冠的范围将其分为 3 种类型：经典型𬌗贴面、部分包绕型𬌗贴面、全包绕型𬌗贴面（图 2-7）。

1. 经典型𬌗贴面（classic occlusal veneer）

经典型𬌗贴面是指主要覆盖后牙的𬌗面及部分牙尖外斜面的𬌗贴面类型。

2. 部分包绕型𬌗贴面（partial-coverage occlusal veneer）

部分包绕型𬌗贴面是指修复体不仅覆盖后牙𬌗面和牙尖外斜面，还扩展覆盖牙冠的轴面，修复体轴面边缘一般终止于外形高点的冠方。

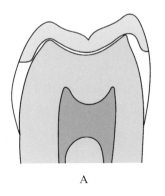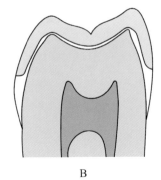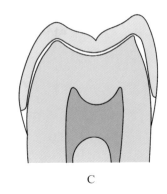

A　　　　　　　　　　　B　　　　　　　　　　　C

▲ 图 2-7　殆贴面的分型

A. 经典型殆贴面；B. 部分包绕型殆贴面；C. 全包绕型殆贴面

3. 全包绕型殆贴面（full-coverage occlusal veneer）

全包绕型殆贴面是指修复体不仅覆盖后牙殆面和牙尖外斜面，还扩展覆盖牙冠全部轴面，修复体轴面边缘终止于外形高点龈方，甚至平齐龈缘。牙体预备需要去除轴面倒凹，建立就位道。全包绕型殆贴面覆盖牙体的范围与全冠类似，但牙体预备局限在釉质内。

临床上后牙殆贴面类型的选择主要取决于牙体缺损的范围（缺损是否累及轴面）、修复体的固位要求（是否需要增加粘接面积）、修复体的美观要求（是否需要改变颊面牙体颜色）等因素。

四、嵌体

嵌体（inlay）是一种嵌入牙体内部、用以恢复牙体缺损患牙形态和功能的修复体（图 2-8）。在牙体缺损的各种修复体中，嵌体一般用于修复牙体缺损量较小的患牙，多用于后牙。

嵌体是冠内修复体，位于牙体内部，由牙体组织所包绕，其固位形主要是洞固位形。由于嵌体位于牙体内部，其受力时将力传导至洞固位形的侧壁，在剩余牙体内部产生拉应力，而牙釉质、牙本质的力学特征是抗压而不抗拉，过大的拉应力会造成牙体折裂，所以嵌体是一种能修复牙体组织缺损而不能为剩余牙体组织提供保护的修复体。因此，采用嵌体修复时要求剩余牙体组织有足够强度来提供抗力并保证修复体的固位。

高嵌体（onlay）是覆盖部分或全部牙尖的嵌体修复体（图2-9）。临床上高嵌体常覆盖后牙全部𬌗面，一般由近中－𬌗－远中（mesial–occlusal–distal，MOD）嵌体演变而来。当牙体缺损严重，剩余牙体组织颊舌壁薄弱、邻面边缘嵴破坏导致MOD缺损时，咬合力容易导致颊舌壁折裂，此时可采用覆盖整个𬌗面的方法，减少牙体内部有害的拉应力，保护剩余牙体组织，防止牙齿劈裂。

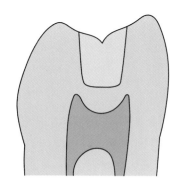
▲ 图2-8　嵌体

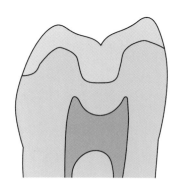
▲ 图2-9　高嵌体

五、桩核冠

桩核冠（post–and–core crown）是一种修复大面积牙体缺损的常用方法。大面积牙体缺损是指患牙冠部硬组织大部分缺失，甚至累及牙根。由于牙冠剩余硬组织量很少，单独使用全冠修复则无法获得良好的固位。根管是一个可以利用的天然固位结构，为了增加固位，可以将修复体的一部分插入根管内获得固位，插入根管内的这部分修复体被称为桩。

目前临床使用的桩冠对最初的桩和冠一体式的桩冠进行了改良，将桩和外面的全冠分开制作，各自独立，称为桩核冠。

为了更好地理解桩核冠的结构，按照功能的不同可以把桩核冠分为3个组成部分，即桩、核、全冠：

1.桩

桩（post）是插入根管内的部分，利用摩擦力和粘接力等与根管内壁之间获得固位，进而为核和最终的全冠提供固位，是整个桩核冠固位和传导应力的基础。桩的主要功能是固位，另一个功能是传导来自冠、核和牙冠剩余硬组织所承受的外力，还可以改变牙根原有的应力分布模式。

根据材料的不同，桩可以分为以下几种：

(1) 金属桩：主要包括金合金、镍铬合金、钛合金等，目前临床最常用的是金合金。金属桩具有良好的机械性能，是常用的桩材料，但美观性较差。金属桩可采用失蜡铸造法个别铸造完成，为桩核一体的金属桩核。金属桩也可以是半成品的预成桩。

(2) 瓷桩：主要使用强度较高的氧化锆，其美观性好，但氧化锆弹性模量较高，增加了根折的风险，临床使用并不广泛。

(3) 纤维增强树脂桩：主要包括玻璃纤维桩、石英纤维桩等，具有颜色与牙体相近、美观性好的特点（图 2-10）。与弹性模量较高的氧化锆瓷桩和金属桩相比，纤维增强树脂桩与牙本质弹性模量相近，能减少桩修复后根折的风险，是临床常用的牙色桩核修复材料。

2.核

核（core）固定于桩之上，与牙冠剩余的牙体硬组织一起形成最终的全冠预备体，为最终的全冠提供固位。

制作核的材料有金属、复合树脂等。金属核一般是与金属桩铸造为一体形成金属桩核，强度好，桩与核为一体，不会发生分离。复合树脂等材料制作的核一般是与预成桩配合形成直接桩核，其中复合树脂具有强度较高、美观和易操作等优点，并且可以通过树脂粘接剂处理，与剩余的牙体组织形成良好的结合，增强核的固位。

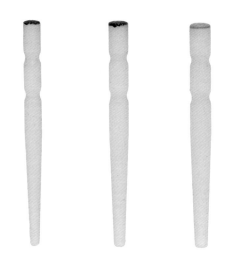

▲ 图 2-10　纤维增强树脂桩

用于制作核的树脂材料称为核树脂。纤维增强树脂桩上面需要配合核树脂制作核（图2-11）。

3. 全冠

全冠（crown）位于核与剩余牙体组织形成的预备体之上，恢复牙齿的形态和功能。详见全瓷冠部分。

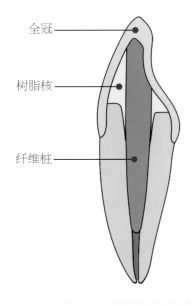

全冠

树脂核

纤维桩

▲ 图 2-11　前牙纤维桩树脂核修复

Chapter 3

牙体预备目的和要求

牙体预备是牙体硬组织美学缺陷修复治疗过程中非常重要的操作步骤，是在美学设计和美学表达的基础上，为恢复牙齿形态和结构而进行的必要临床操作。通过牙体预备可以创造出修复体所需的适合空间，为修复体的固位和抗力奠定基础，从而最终实现患者的美学和功能诉求，维持口颌系统的长期健康和稳定。

牙体预备通常使用高速涡轮机带动各种金刚砂钻针或钨钢钻针对牙体硬组织进行必要的磨除，将患牙预备成具有特定形态的牙体预备体。牙体预备如同口腔医师使用高速钻针在牙齿硬组织上进行的牙外科手术，是一个对牙齿有损伤的不可逆的治疗过程，因此必须在治疗诊断和美学设计完善之后，患者对美学表达效果充分肯定和满意的基础上才能开始进行。

牙体预备是临床治疗的关键一环，其核心不仅是为了切割牙体组织，还是以实现美学和功能为主要目标的治疗程序。牙体预备应该遵循口腔修复的生物学原则、力学原则和美学原则，根据修复体固位设计和抗力设计的不同，尽可能保存牙体硬组织，尤其是当选择以粘接固位为主要固位类型的美学修复体时，尽可能体现微创的治疗理念，以获得美学和功能的和谐统一。

根据牙齿硬组织美学缺陷的病因及美学修复体类型的不同，结合美学治疗的目标，将牙体预备的目的和要求总结如下：

1. 去除腐质等病变组织，防止病变发展

龋病是牙齿硬组织美学缺陷的最常见病因，牙体预备过程中务必要去净腐质等病变组织，消除感染源，避免修复体戴入后继发龋的发生。同时，薄壁、弱尖等薄弱的牙体组织在牙体预备时也要根据修复体设计合理磨除，以避免牙体组织折裂。

2. 消除修复体的就位障碍，形成良好的就位道，使修复体可以顺利就位于牙体预备体上

就位道是指修复体戴入到预备体上的特定的方向（图 3-1）。修复体的就位道需要根据修复体的类型、覆盖范围、固位需要等进行合理设计。同时要考虑边缘的密合性、修复体的强度、牙周组织的健康等因素，减少不必要的临床调改，保证修复体顺利就位。

就位道一般顺延牙长轴，根据修复体设计和固位需要，𬌗贴面等冠外修复体的牙体预备可保留外形高点，边缘位于外形高点冠方，不需去除轴面倒凹；而部分冠及全冠等冠外修复体则需要磨除外形高点、去除轴面倒凹，将牙冠轴面的最大周径降至龈边缘处；嵌体、高嵌体等冠内修复体牙体预备时需要去除洞固位形洞壁的倒凹，洞壁过大的倒凹也可以用树脂粘接填充，避免磨除过多的牙体组织。过度倾斜牙齿可先行正畸纠正牙长轴，避免为满足就位道的要求而磨除过多的牙体组织。

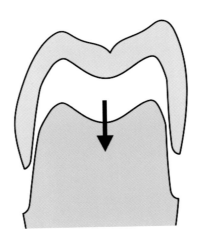

▲ 图 3-1　就位道

3. 开辟修复体所需空间，使修复体具有一定厚度，满足强度和美学要求

牙齿硬组织美学缺陷修复体的类型不同，修复体所需最小适合空间不尽相同（图 3-2，图 3-3），应尽量选择磨牙少的修复体类型，如贴面、𬌗贴面等。不同材料的修复体所需空间也有所不同，全瓷材料已经成为牙体缺损修复体主要的修复材

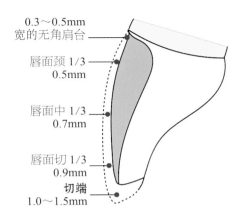

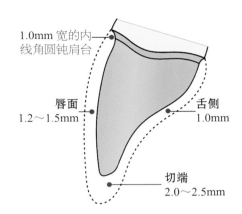

0.3～0.5mm
宽的无角肩台

唇面颈 1/3
0.5mm

唇面中 1/3
0.7mm

唇面切 1/3
0.9mm

切端
1.0～1.5mm

1.0mm 宽的内
线角圆钝肩台

唇面
1.2～1.5mm

舌侧
1.0mm

切端
2.0～2.5mm

▲ 图 3-2　前牙瓷贴面的牙体预备量　　　　▲ 图 3-3　前牙双层全瓷冠的牙体预备量

料，随着全瓷材料的发展，多晶陶瓷如氧化锆的强度越来越高，所需牙体预备量也逐渐减少，强度高的氧化锆全瓷冠较强度低的玻璃基陶瓷全瓷冠磨牙少。牙体预备应获得所选择的修复体类型和修复材料所要求的最小适合空间。

4. 形成良好的固位形和抗力形

美学修复体的设计和材料不同，对于固位形和抗力形的要求也不同。固位是指在预备体上就位良好的修复体，能够固定于其上，并在口腔内行使各种功能时，能抵抗各种作用力而不发生移位和脱落的特性。其中，抵抗反就位道方向脱位的能力称为轴向固位（retention）；而抵抗其他除反就位道以外方向的脱位的能力称为非轴向固位（resistance），又称抗旋转固位（图 3-4）。修复体的固位需要牙体预备体具备良好的固位形。固位形是指牙体预备体的特定形态，保证在其上就位良好的修复体具备良好的固位。修复体的固位形可分为冠外固位和冠内固位两大类，冠外固位修复体包绕牙冠轴面，全冠是典型的冠外固位；冠内固位修复体进入牙冠内部，嵌体是典型的冠内固位。

以机械固位为主要固位力来源的冠外修复体（如全冠等），其固位形设计应考虑轴向固位形和非轴向固位形。为了满足固位要求，预备体要有一定的殆龈高度，预备体各相对轴面应尽量互相平行，理论上殆（切）向聚合度不超过 6°，避免聚合度过大而影响修复体的固位，同时磨除过多的牙体组织。

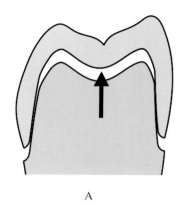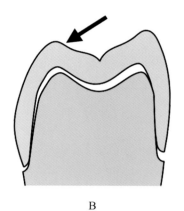

▲ 图 3-4　修复体的固位

A. 轴向固位；B. 非轴向固位（抗旋转固位）

抗力形是指牙体预备体的特定形态，保证预备体以及在其上就位良好的修复体，在口腔内行使各种功能时，能抵抗各种作用力而不发生变形和折断。

在抗力形的设计上，冠内修复体如后牙的 MOD 嵌体，在受侧向力时会对剩余颊舌壁牙体组织产生有害的拉应力，导致牙齿劈裂（图 3-5A）。在剩余牙体组织薄弱的情况下，为了防止牙齿劈裂，可以将 MOD 嵌体改为高嵌体，覆盖整个殆面。高嵌体覆盖殆面，受力时可减少对颊舌壁有害的拉应力，从而降低牙齿劈裂的风险（图 3-5B）。因此，在防止牙齿劈裂的能力上，高嵌体的抗力形要优于嵌体的

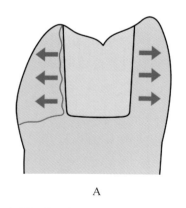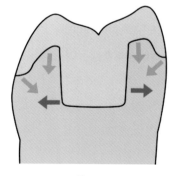

▲ 图 3-5　抗力形

A. 嵌体修复；B. 高嵌体修复

红箭头表示拉应力，绿箭头表示压应力

抗力形。

不同设计的贴面、殆贴面等以粘接为主要固位力来源的修复体，仍然需要进行一定的牙体预备，尽可能形成所需的固位形和抗力形，同时方便加工制作和临床试戴。

5. 磨改过长牙、错位牙

所修复患牙的对殆牙轻度过萌，可以通过调殆的方法改善殆曲线（图 3-6A），调殆后如果殆面暴露过多牙本质则需要使用修复体进行保护。严重过萌的对殆牙需要通过正畸压低或者根管治疗后调殆的方法改善殆曲线。根管治疗后调殆的牙齿需要使用修复体来保护牙齿并改善牙齿外形，全冠是最常用的修复方法。轻度倾斜错位的邻牙也要适当调改牙齿邻面外形，以便恢复良好的邻接触关系（图 3-6B）。也可以修复前先行正畸矫治，改正倾斜错位的邻牙。

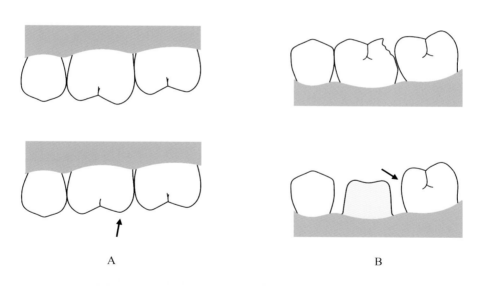

A　　　　　　　　　　　　　　　　B

▲ 图 3-6　过长牙、错位牙需要适当调改
A. 对殆牙轻度过萌；B. 邻牙轻度倾斜错位

6. 为方便清洁和修复体制作，减少继发龋的产生，修复体的边缘应位于自洁区

修复体的边缘设计除考虑固位和抗力等生物力学因素外，还要考虑生物学方面的要求，将修复体边缘尽可能放在自洁区。殆面边缘不要放在不易自洁的沟窝、点隙，要尽量放在容易自洁的牙尖斜面，边缘距离咬合接触点要有一定的安全距离

（≥1mm）。邻面边缘不要放在不易自洁的邻接触区，要尽量放在容易自洁的外展隙（图3-7）。

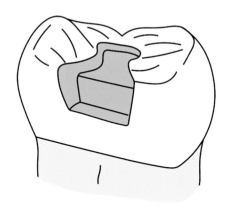

▲ 图3-7　邻殆嵌体的殆面边缘和邻面边缘应位于自洁区

龈边缘要根据牙周软组织美学缺陷类型、修复体的美学要求、牙体缺损的部位、剩余牙体组织的质量、修复体的固位及抗力要求进行合理设计，既要保证长期的修复体边缘稳定，又要实现长期的牙周组织健康。

总之，牙体预备是在牙齿硬组织美学缺陷的美学分析、美学设计和美学表达的基础上，结合其他口腔美学缺陷的状况，根据修复体类型和材料选择的不同，遵循微创的理念，按照生物学原则、力学原则和美学原则而完成的临床必要操作，是牙齿硬组织美学缺陷美学修复治疗成功的基础和治疗效果的保障。

Chapter 4

美学引导的牙体预备

一、基于美学设计的牙体预备

牙体预备是整个牙齿美学修复过程中的一个中间治疗环节，是为最终美学修复效果服务的一项操作技术。牙体预备的主要目的是为美学修复体开辟精确的、满足最小需求的修复空间，但在临床中需要进行美学修复的牙齿往往存在形态、结构、位置等缺陷，这时牙齿的形态和位置并不是最终美学修复体的形态和位置，口腔医师无法在现有情况下通过牙体预备为最终修复体提供理想的精确修复空间。因此，在进行牙体预备之前首先要形成最终修复体目标要求的形态、结构和位置，然后在此基础上进行标准、规范的牙体预备操作。精确牙体预备的前提和基础是理想的美学设计。

（一）口腔美学修复临床流程

为了规范化和标准化口腔美学修复临床流程，我们课题组将口腔美学修复的临床诊疗流程归纳为 3 个重要环节，包括美学设计（Plan）、美学表达（Present）和美学实现（Perform），简称美学修复的 3P 原则（图 4-1）。

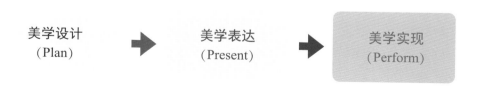

▲ 图 4-1　口腔美学修复临床流程

美学设计环节是口腔医师针对口腔美学缺陷患者进行美学思维的过程，包括美学诊断、美学分析和美学设计。医师通过了解患者的主观美学诉求以及检查患者客观的美学表现，作出准确的美学缺陷诊断，进而得出适合患者的个性化美学设计。美学表达环节是通过各种方法把医师脑中形成的美学设计思想准确、真实、直观地表达给患者，经过医患沟通、逐步精确调改，形成最终的美学修复设计。经过美学设计和美学表达两个临床环节已经确定了符合患者主客观标准的美学修复设计，即确定了最终修复体的形态、颜色、牙齿排列、牙龈曲线等各种美学参数。美学实现环节就是精确转移和复制前面已经确定的最终美学修复设计的过程，包括牙体预备、印模制取、工作模型制作、颌位关系转移、修复体加工制作、修复体试戴粘接等过程。

以下主要介绍美学设计和美学表达两个口腔美学修复临床环节。

（二）前牙美学设计

前牙美学设计是临床最重要和最常从事的美学修复工作，我们可以根据前牙美学四要素和前牙美学设计六步法，一步一步按照美学设计流程，简单、快速、准确地进行前牙美学设计。

1. 前牙美学四要素

影响前牙美学设计的美学参数和美学指标非常繁杂，为了帮助口腔医师更好地进行前牙美学设计，我们课题组提出了"前牙美学四要素"。影响前牙区美学的四个最重要因素为：上中切牙切缘位置、上中切牙临床冠宽长比、上中切牙龈缘位置、上前牙宽度比。根据前牙美学四要素可以简单、快速、准确地分析患者前牙存在的美学缺陷，进而精确、直接地进行前牙美学设计。

(1) 上中切牙切缘位置：面部肌肉放松，下颌处于休息位，上下唇轻轻分开，中切牙部分暴露于唇下。此时观察测量上中切牙切缘与上唇下缘之间的位置关系，中青年上中切牙切缘唇下暴露量一般为 2～4mm，女性多于男性，随着年龄增大暴露量逐渐减少。这是由于上唇的长度与性别和年龄相关，有研究表明 40 岁以后每 10 年上唇平均变长 1mm。

(2) 上中切牙临床冠宽长比：上中切牙临床冠的宽长比一般为 75%～85%。中切牙临床冠宽长比左右对称十分必要，可以通过调改侧切牙来凸显中切牙的主导作用。

(3) 上中切牙龈缘位置：临床上常根据笑线评价上中切牙龈缘位置。微笑时上唇唇缘的位置称为笑线，完全微笑时上前牙牙龈暴露量一般不能超过 2～3mm，牙龈暴露超过 2～3mm 会影响美观，称为露龈笑。根据休息位上中切牙的唇下暴露量、临床冠宽长比和微笑时上中切牙牙龈暴露量就可以综合确定上中切牙的龈缘位置。

(4) 上前牙宽度比：正面观时可视的相邻上前牙的宽度比例是一个很重要的美学指标。临床常用的上前牙宽度比参数主要有黄金分割比例和 Preston 比例（图 4-2）。黄金分割是指正面观时可视的上侧切牙和上中切牙之间、上尖牙和上侧切牙之间的宽度比是 0.618。Preston 比例是指正面观时可视的上侧切牙和上中切牙的宽度比是 0.66，上尖牙和上侧切牙的宽度比是 0.84。虽然黄金分割比例在临床中为很多医师所常用，但 2009 年我们课题组对我国中青年人群前牙美学参数的网络调查研究发现，被调查者中对 Preston 比例的选择率是最高的。

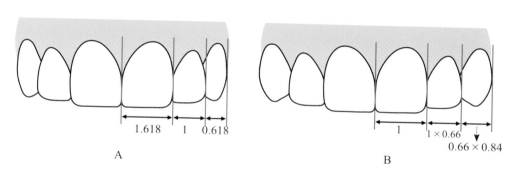

▲ 图 4-2　上前牙宽度比
A. 黄金分割比例；B. Preston 比例

2. 前牙美学设计六步法

前牙美学设计是整个美学修复的起点，也是美学表达和美学实现的前提和基础。我们课题组将前牙美学设计流程总结为六步法，可以简单、快速、准确地分析患者前牙存在的美学缺陷，从而指导和展开整个美学设计过程。

(1) 确定上中切牙切缘切龈向位置：上中切牙切缘位于整个牙列的最前沿，是美学设计和功能设计中最重要的位置（图 4-3）。它在三维空间中又可分为切龈向、唇舌向和近远中向三个维度。无论是休息状态还是微笑状态，切龈向位置都是首先进入视觉分析诊断的第一个可见位置，因此我们将其作为美学设计的第一步，上中切牙切缘切龈向位置确定的主要参考因素有休息位上中切牙切缘暴露量和上颌𬌗平面位置。

● 休息位上中切牙切缘唇下暴露量：一般为 2～4mm，女性多于男性，随着年龄增大暴露量逐渐减少（图 4-4）。

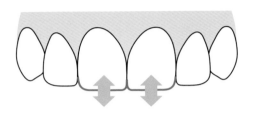

▲ 图 4-3　上中切牙切缘切龈向位置　　　▲ 图 4-4　休息位上中切牙切缘唇下暴露量

● 上颌𬌗平面位置：上中切牙切缘与磨牙𬌗面形成的上颌𬌗平面与面部侧面观的鼻翼耳屏线应形成协调的关系（图 4-5）。

(2) 确定上中切牙切缘唇舌向位置：通过正面观初步确定上中切牙切缘的切龈向位置之后，下一步需要从侧面观分析上中切牙切缘的唇舌向位置，两者共同决定了上中切牙的位置（图 4-6）。上中切牙切缘唇舌向位置主要参考因素有以下几种：

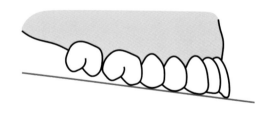
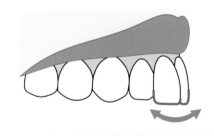

▲ 图 4-5　上中切牙切缘和上颌𬌗平面位置关系　　　▲ 图 4-6　上中切牙切缘唇舌向位置

● 上中切牙牙长轴唇舌向倾斜度：上中切牙牙长轴与𬌗平面一般成 60°～65° 夹角（图 4-7）。

● 发音时上中切牙切缘与下唇的接触关系：发 "fu" 音时，上中切牙切缘一般位于下唇干湿交界线上（图 4-8）。

● 前牙的覆𬌗覆盖关系：前面两个因素可以初步确定上中切牙切缘唇舌向位置，但最终位置的确定还要考虑前牙的覆𬌗覆盖关系，切缘位置不仅与美学设计相

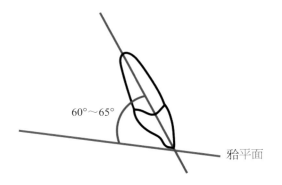

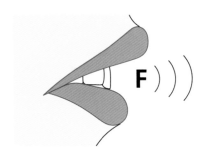

▲ 图 4-7　上中切牙牙长轴与殆平面成 **60°～65°** 夹角

▲ 图 4-8　发 "fu" 音时上切牙切缘位于下唇干湿交界线

关，还与咬合等功能设计密切相关（图 4-9）。

(3) 确定上中切牙龈缘位置：上中切牙的龈缘位置是前牙美学设计的重要组成部分。在前两步确定了上中切牙切缘位置的基础上，再进一步确定龈缘的位置，就可以确定前牙美学区最重要的上中切牙的位置和形态。上中切牙龈缘位置设计的主要参考因素如下：

- 上中切牙临床冠宽长比：一般为 75%～85%（图 4-10）。
- 上中切牙临床冠长度：一般为 10～11mm（图 4-10）。
- 完全微笑时牙龈暴露量：完全微笑时上前牙牙龈暴露量一般不能超过 2～3mm（图 4-11）。

(4) 确定上颌侧切牙和尖牙的位置：在前三步上颌中切牙的美学设计完成之后，

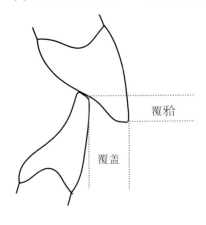

▲ 图 4-9　前牙覆殆覆盖关系

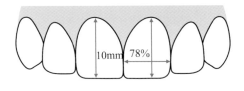

▲ 图 4-10　上中切牙临床冠宽长比及平均长度

接下来需要结合前牙牙弓的大小和外形、上前牙牙冠宽度比例、笑线位置、龈缘曲线等进一步确定上颌侧切牙和尖牙的位置（图4-12）。主要参考因素如下：

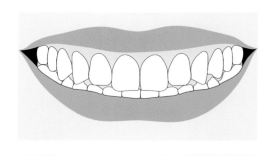

▲ 图4-11　完全微笑位上前牙牙龈暴露量

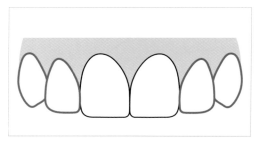

▲ 图4-12　上颌侧切牙和尖牙的位置

● 上前牙牙冠宽度比：可根据中切牙牙冠宽度确定侧切牙和尖牙的牙冠宽度。正面观时可视的相邻上前牙的宽度比例可以参考黄金分割比例或Preston比例（图4-2），但最终要在美学表达环节与患者沟通决定。

● 上颌𬌗平面：以上颌𬌗平面作为参照平面，上颌中切牙的切缘和上颌尖牙的牙尖在一个平面上，上颌侧切牙的切缘在此平面的龈方约1mm（图4-13）。

● 微笑时上前牙切缘曲线与下唇的位置关系：微笑时上前牙切缘曲线与下唇的位置关系可作为侧切牙和尖牙切缘位置确定的参考因素。微笑时上前牙切缘曲线与下唇唇缘弧度应尽可能平行（图4-14）。

● 上前牙龈缘线关系：上前牙龈缘线关系可以作为侧切牙和尖牙龈缘位置确定的参考因素。尖牙的龈缘一般与中切牙龈缘在同一水平位置，而侧切牙龈缘位于中

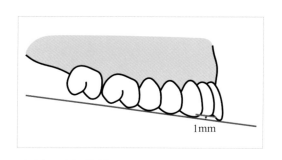

▲ 图4-13　上颌𬌗平面

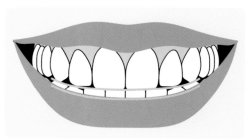

▲ 图4-14　微笑时上前牙切缘曲线与下唇唇缘弧度平行

切牙和尖牙龈缘连线的切方 0.5～1mm（图 4-15）。

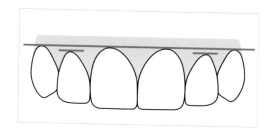

▲ 图 4-15　侧切牙龈缘位于中切牙和尖牙龈缘连线的切方（0.5～1mm）

（5）确定下前牙切缘的位置（图 4-16）：在上前牙的位置和排列基本确定之后，下一步需要完成下前牙的美学设计。下前牙美学设计中最重要的是确定下前牙切缘位置。下前牙切缘的位置和形态对美观的影响虽不及上前牙，但却是下颌功能运动的重要组成部分，是下颌功能运动范围的起始点和闭合点，是咬合最终接触的位置，同时也是下颌𬌗平面的起始部位。下前牙切缘位置的确定需要结合患者的年龄、性别、前牙的覆𬌗覆盖等因素进行综合分析。主要参考因素如下：

● 休息位下前牙切缘暴露量：虽然休息位下前牙唇齿关系变异较大，但可作为初步判断下前牙切缘位置的参考因素。40 岁以内休息位下切牙暴露量平均为 1mm，与年龄呈正相关，随年龄增长暴露量逐渐增加（图 4-17）。

● 前牙覆𬌗覆盖关系：下前牙切缘的位置需在𬌗架上最终确定。下前牙切缘的位置不仅与美学相关，更重要的是与咬合设计相关，包括前导、个性化下颌运动范围、垂直距离等（图 4-18）。

（6）确定下前牙形态和位置：前牙美学设计的最后一步是确定下前牙的形态和位置，需要考虑上下前牙的宽度比例，结合下牙弓的大小、形态等进行综合分析。主要参考因素如下：

● 下前牙龈缘线（图 4-19）。

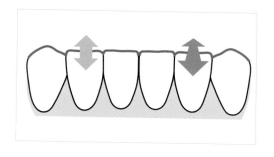

▲ 图 4-16　下前牙切缘的位置

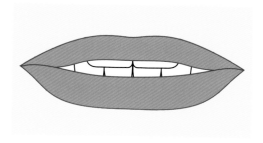

▲ 图 4-17　休息位下前牙切缘暴露量

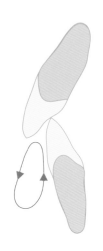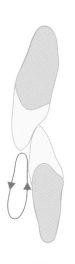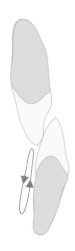

▲ 图 4-18　下颌切牙功能运动范围

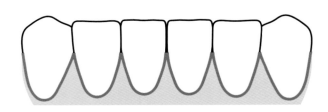

▲ 图 4-19　下前牙的整体设计

● 下前牙临床冠平均宽度：下中切牙平均宽度 5.0mm，下侧切牙平均宽度 5.5mm，下尖牙宽度＞下侧切牙宽度＞下中切牙宽度（图 4-19）。

● 上下前牙宽度比例关系：下中切牙宽度约为上中切牙宽度的 2/3；下前牙宽度总和与上前牙宽度总和之比（Bolton 比）为 77%～81%（图 4-14）。

（三）前牙的美学表达

前文依据前牙美学四要素和前牙美学设计六步法一步一步做好了前牙美学设计，但这时的美学设计还只存在于口腔医师的思维中，必须将美学设计直观、形象、准确地表达呈现出来，做好医患沟通，使患者理解美学设计，结合患者的个性化要求精细修改美学设计，形成最终的治疗方案。这个过程就是美学修复临床流程中的美学表达环节。临床上常用的美学表达方法有：数码图像设计、诊断饰面（mock-up）、诊断蜡型、模型外科、临时修复体等。本节将重点讲述诊断饰面的临床应用。

诊断饰面是指在牙体预备之前，使用树脂等牙色材料覆盖在所修复的牙齿表面，在患者口内直接形成预期修复后牙齿形态的美学表达方法。它具有无创、可逆的治疗安全性，还具有直观、真实、患者易于理解等优点，使患者身临其境地感受美学设计过程、体验美学效果，同时还可以根据患者主观要求直接在口内调改，体现了以终为始的治疗设计理念，是医患沟通中非常有效的工具和载体。

诊断饰面能够准确表达最终修复体的形态和位置，在诊断饰面上进行牙体预备，可以精确实现美学引导的牙体预备理念。根据临床美学设计和表达的需求，可以将诊断饰面分为直接法诊断饰面和间接法诊断饰面。

1. 直接法诊断饰面

使用树脂材料等直接在患者口内堆塑制作诊断饰面的方法称为直接法诊断饰面，多用于简单的牙齿美学修复病例（图4-20）。直接法诊断饰面需要口腔医师对美学设计有充分的理解和把握，具备较强的空间想象能力和熟练的临床操作能力，才可在较短的时间内安全有效地完成。由于直接法诊断饰面具有一定的技术敏感性，需要在操作前同患者进行详细有效的沟通交流，通常不适用于大范围、多牙位的美学形态塑造和改变。

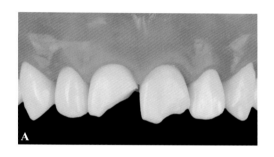
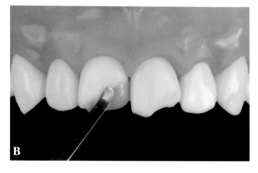
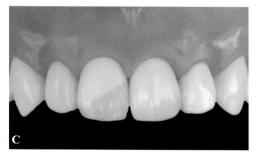

▲ 图 4-20　直接法诊断饰面
A. 修复前；B. 口内树脂堆塑；
C. 直接诊断饰面完成

2. 间接法诊断饰面

通过预先制作诊断蜡型和诊断饰面成型阴模（matrix），再使用具有一定流动性的树脂材料（如临时冠材料、流动树脂等），在患者口内固化成形来制作诊断饰面的方法称为间接法诊断饰面，适用于较为复杂的牙齿美学修复病例，以便完整准确地再现整体美学设计，体现出美学设计的理念和思想。间接法诊断饰面应遵循标准的制作流程和操作顺序，并随时结合患者的主观意愿以及美学缺陷的客观状况进行动态调整。具体步骤如下：

（1）制取记存模型和研究模型：首先使用硅橡胶印模材制取标准印模，使用超硬石膏灌制两副模型，分别作为记存模型和研究模型。研究模型将作为整个美学设计的起始模型和基础模型（图 4-21）。

（2）制作诊断蜡型：经过医技充分沟通交流之后，技师使用牙色蜡型材料，完成诊断蜡型的堆塑和修整工作，在此过程中，医技需要反复沟通交流，以尽可能完善美学设计的准确表达（图 4-22）。

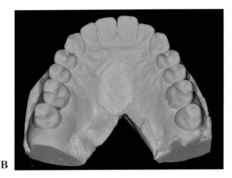

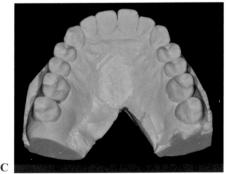

▲ 图 4-21　制取记存模型和研究模型
A. 印模制取；B. 记存模型；C. 研究模型

（3）制作诊断饰面成型阴模：制作诊断饰面成型阴模的方法有两种：一是使用硅橡胶印模材翻制诊断蜡型形成诊断饰面阴模，二是将诊断蜡型翻制成硬石膏模型后，使用热塑透明压模制作诊断饰面阴模。

● 硅橡胶诊断饰面阴模：调和油泥型硅橡胶，均匀覆盖诊断蜡型，并延伸覆盖牙龈 2～3mm，印模材需达到一定的厚度（＞5mm），以保证成型阴模的稳定性，减少变形（图 4-23）。

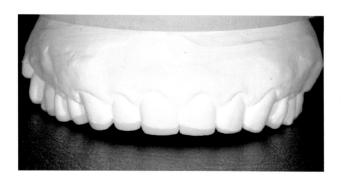

▲ 图 4-22 诊断蜡型

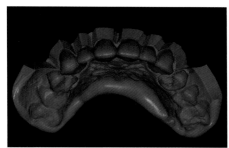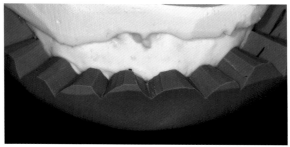

▲ 图 4-23 硅橡胶诊断饰面成型阴模

● 热塑透明压模诊断饰面阴模：翻制诊断蜡型的印模，灌制硬石膏模型，获得复制了诊断蜡型外形信息的石膏模型，将模型边缘修整后，使用热塑透明模片在压模机上压制出透明阴模，使用专用修整剪将颊舌侧边缘修整至龈缘上 2mm（图 4-24）。

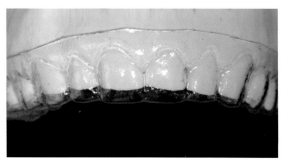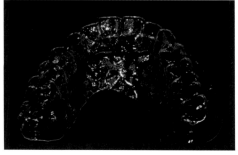

▲ 图 4-24 热塑透明压模诊断饰面成型阴模

硅橡胶和透明压模诊断饰面阴模两者虽都可以准确记录诊断蜡型的美学信息，但两者有所差异。硅橡胶诊断饰面成型阴模操作简单、制作方便、节省时间，但需要达到一定的厚度才能保证阴模不变形。若使用透明硅橡胶和流动树脂，需要延长光固化照射时间以使树脂材料尽可能充分固化，为了减少光固化树脂材料无法完全固化造成的不利影响，临床多使用化学固化的临时冠材料进行制作。透明压模诊断饰面成型阴模操作稍复杂且对细节的复制欠佳，但由于透明性好，后期诊断饰面制作过程中，可以直观观察树脂材料的流动性和塑形效果，便于及时修改调整，可以使用流体或膏体树脂进行诊断饰面制作。

(4) 制作诊断饰面

● 将消毒后的诊断饰面成型阴模戴入患者口内，检查就位及边缘密合性（图 4-25）。

● 为使诊断饰面材料能够在牙齿上良好固位，可以在牙齿唇面中央使用 35% 的磷酸进行点酸蚀 10～15s（图 4-26），冲洗吹干，也可选择性地点状涂布牙本质粘接剂。

● 将流动树脂或者双丙烯酸树脂临时冠材料注入诊断饰面阴模（图 4-27A），然

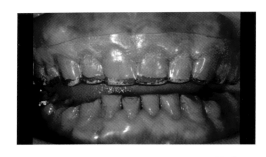

▲ 图 4-25　口内试戴诊断饰面阴模

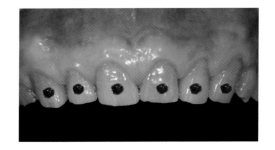

▲ 图 4-26　**35%** 的磷酸点酸蚀牙面

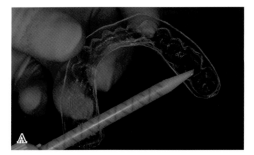

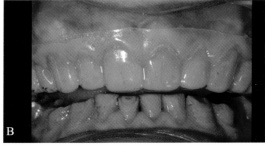

▲ 图 4-27　将树脂注入诊断饰面阴模并使阴模于口内就位

后准确就位于口内（图 4-27B），固化后取下成型阴模，将固位于所修复牙齿表面的诊断饰面进行修形、抛光，完成诊断饰面的制作（图 4-28）。

　　诊断饰面制作完成后需及时复查，进行外形及咬合的调整，消除早接触和下颌功能运动范围内的干扰点，修补诊断饰面局部缺损，调整牙齿外形，塑形软组织形态。结合患者主诉，进一步优化口内诊断饰面的美学设计和美学表达，为后期的美学实现奠定坚实的基础。

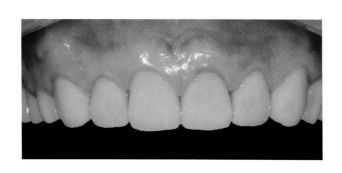

▲ 图 4-28　诊断饰面在口内制作完成

二、精确牙体预备的实施策略

　　经过美学设计和美学表达之后，医患双方就美学缺陷的最终治疗方案达成共识。在此基础上，才能开始进入美学修复的最终实现阶段。而美学实现的第一步也是最为关键的步骤就是要完成精确的牙体预备。牙体预备是在不可再生的牙体硬组织上使用特定的磨切工具进行的有创操作过程，具有不可逆性。要想获得精确的牙体预备结果，必须采用标准的操作流程和可靠的辅助工具，对牙体预备的全程进行引导和把控。当原有的天然牙形态不理想时，牙体预备应以诊断饰面为起点进行。牙体预备精确定量的实施手段主要包括牙体预备深度指示沟、牙体预备指示阴模（index）、数字化辅助检查技术等。

　　（一）牙体预备深度指示沟

　　在磨除牙体组织之前，需要对预备的部位和深度进行准确定位，使用钻针制备深度指示沟是临床简便易行、行之有效的方法。应用要点如下：

1. 钻针直径

通常选用与目标预备深度一致的深度指示钻针，钻针直径可以用于指示牙体预备深度。指示沟的深度一般应略小于目标预备深度，为精修磨光预留空间。

2. 钻针形态

钻针形态，特别是钻针末端的形态要根据所预备的牙体部位和修复体设计的边缘形态来选择。如前牙全瓷冠的唇面预备可选用末端直径 1.0mm 的平头圆角柱状或锥状钻针，钻针末端形态有利于使预备体形成内线角圆钝的有角肩台龈边缘形态（图 4-29）。前牙瓷贴面的唇面预备可选用末端直径 1.0mm 的圆头锥状钻针，钻针末端形态有利于使预备体形成宽 0.5mm 的无角肩台龈边缘形态（图 4-30）。而上前牙舌窝可选用小球形钻针定深，配合橄榄球状钻针预备舌窝形态。

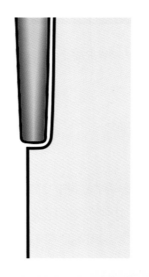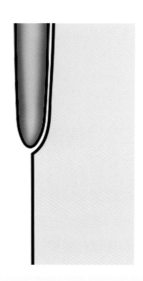

▲ 图 4-29　末端直径 **1.0mm** 平头圆角钻针用于制备宽 **1.0mm** 内线角圆钝的肩台

▲ 图 4-30　末端直径 **1.0mm** 的圆头锥状钻针用于制备宽 **0.5mm** 的无角肩台

3. 牙体预备深度指示沟的位置

一般位于所预备牙面的解剖形态标志点处，有利于顺应牙面自身的解剖形态来制备。如前牙唇面要分为切 2/3 和颈 1/3 两个平面制备，深度指示沟一般位于唇面中央和近远中边缘嵴处。后牙𬌗面要顺应𬌗面牙尖解剖形态进行预备，深度指示沟一般位于𬌗面凸起的牙尖嵴和凹陷的窝沟，有利于指示𬌗面的解剖形态（图 4-31）。

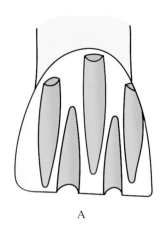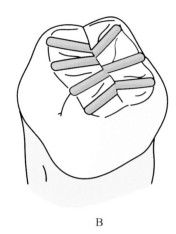

▲ 图 4-31　深度指示沟的分布
A. 前牙唇面；B. 后牙𬌗面

（二）牙体预备指示阴模

利用深度指示沟来标示牙体预备深度是控制牙体预备量的有效途径之一，也是最简单、最直观的方法。按照流程和要求完成牙体预备后，深度指示沟应基本消失，尤其当精修完成之后，深度指示沟及指示沟之间的牙体组织应基本达到预先设计的牙体预备量要求。由于在牙体预备过程中医师个体之间预备速度、预备力量和预备角度差异导致牙体预备的质量有所不同。因此，在进行印模制取之前，有必要对牙体预备量进行再次确认，并及时作出必要的调整，为后续的美学实现打下坚实基础。牙体预备指示阴模制作简单、快捷，是目前最常用的引导精确牙体预备的指示方法之一，可以有效辅助确认牙体预备量的大小和预备体的外形。油泥型硅橡胶是临床上制作牙体预备指示阴模的常用材料，其优点为简单易行、尺寸稳定、价格低廉。主要临床操作要点如下：

美学设计和美学表达环节完成之后、牙体预备之前，使用油泥型硅橡胶在口内诊断饰面之上或在复制的诊断饰面硬石膏模型上制作牙体预备指示阴模。

● 调合油泥型硅橡胶，均匀覆盖所预备的患牙及近远中各至少 1 颗邻牙，并延伸覆盖牙龈 2～3mm，指示阴模需达到一定的材料厚度，一般大于 5mm，以保证指示阴模稳定、不易变形。

● 口内试戴消毒后的硅橡胶指示阴模，检查边缘伸展范围，去除妨碍就位的多余部分，确保边缘处与牙周软组织紧密贴合。

● 使用手术刀将硅橡胶指示阴模在近远中向、唇（颊）舌向等不同方向切开（图 4-32），以便分别进行轴面、切端、殆面及边缘的检查。

（三）数字化辅助检查技术

随着口腔数字化技术的飞速发展，我们可以利用软件的测量功能，对预备空间进行精确测量。在牙体预备之前，首先利用口内扫描仪扫描诊断饰面或临时修

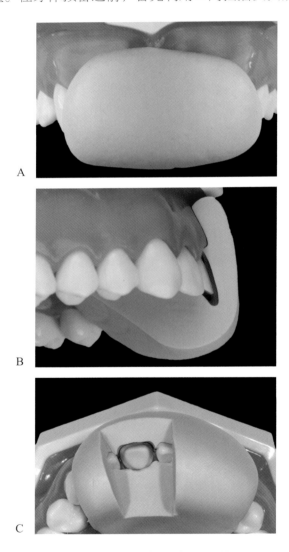

▲ 图 4-32　硅橡胶牙体预备指示阴模

A. 指示阴模口内就位；B. 矢状面检查牙体预备量；C. 横断面检查牙体预备量

复体的原有外形（图4-33A），然后按照标准流程分步完成牙体预备。最后，再次进行口内扫描，获取预备体外形和咬合关系（图4-33B），在软件内与原有外形进行重合对比，测量预备深度，同时检查预备体的边缘形态及有无倒凹等，从而精确地检查牙体预备的质量（图4-33C）。

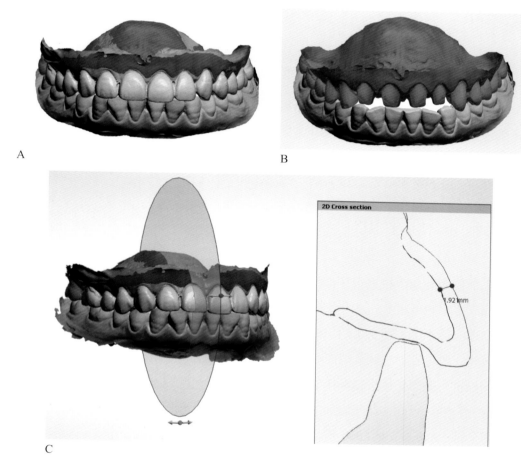

▲ 图4-33　数字技术辅助检查牙体预备量
A. 诊断饰面外形；B. 预备体外形及咬合关系；C. 测量牙体预备量

Chapter 5

牙体预备器械

　　牙体预备是口腔医师借助各种器械对牙体组织进行必要磨除的过程。在进行牙体预备操作之前，医师首先应非常熟悉牙体预备的各种器械，以便正确选择和使用。

一、高速手机

　　医师使用高速手机进行牙体预备，完成对牙体组织切削、修整及磨光的过程。目前临床常用的高速手机分为高速涡轮手机和高速电动手机。

　　高速涡轮手机（图 5-1）内部配有一个涡轮芯，工作时高压气进入机头体腔内吹动风轮，风轮带动芯轴及端部安装的钻针高速旋转。由于钻针对牙齿进行切削时产生的热量可能会导致牙髓炎症或坏死，并使釉质结构发生微细崩裂、影响修复体的边缘适合性。因此，在牙体预备时需进行喷水冷却。高速涡轮手机的转速范围一般为每分钟 350 000～450 000 转。

　　高速电动手机（图 5-2）内有微型电动马达，由供电器通过控制单元为电动马达供能。与涡轮手机相比，电动手机的输出功率更高、扭矩更稳定。此外，电动手

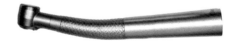

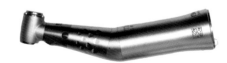

▲ 图 5-1　高速涡轮手机　　　　　▲ 图 5-2　高速电动手机

机的转速可精细调节，医师在牙体预备的不同阶段可以选择最适合的转速，初步预备阶段宜采用较高转速，精修磨光阶段宜采用较低转速。在进行牙体预备时，同样需要进行喷水降温。

二、牙体预备钻针

临床上常用的牙体预备钻针有金刚砂钻针、钨钢钻针等。医师应根据患者个体差异、不同的牙位、不同的修复类型等，灵活选用适合的牙体预备钻针。同时，牙体预备过程中需尽可能少地更换钻针，缩短操作时间并减少患者的不适感。

牙体预备钻针具有多种长度、直径、形状、末端形态等设计，对应不同的修复体类型和牙体预备步骤，多种规格和形状的钻针也可以满足特殊预备和不同医师的需要。常见的钻针外形包括圆头锥状钻针、平头锥状钻针、圆头柱状钻针、平头柱状钻针、长针状钻针、短针状钻针、圆边轮状钻针、鱼雷状钻针、火焰状钻针、橄榄球状钻针等，此外还有各种深度指示钻针。临床牙体预备时要根据修复体类型、修复体材料、预备的部位等选择合适的钻针形状和尺寸。各类钻针的应用方法详见第 8～13 章。

1. 金刚砂钻针

金刚砂具有较高的硬度和良好的热稳定性，适于磨除牙体硬组织。金刚砂钻针（图 5-3）是将金刚砂微颗粒用电镀的方法固定在具有某种外形的金属表面。影响其磨除效率的因素包括金刚砂颗粒的锐角角度、粒度分布、电镀层厚度及层数等。由于金刚砂颗粒与被磨除物高速接触，钻针表面容易被碎屑淤塞，因此需在冷却水冲刷条件下磨除牙体硬组织、陶瓷等材料。金刚砂钻针除了常用的外形之外，还有一些特殊设计，例如带引导针的钻针、定位钻针、仅顶端涂覆金刚砂的钻针等。金刚砂钻针根据牙体预备要求不同，其金刚砂颗粒大小也不同。

金刚砂钻针的颗粒大小直接影响牙体预备效率。当进行初步预备时，通常选用金刚砂颗粒较大（ > 100μm ）的钻针，以达到提高磨除效率和保护牙髓组织的目的；当进行精修和磨光时，经常选择金刚砂颗粒较小（ < 40μm ）的钻针，目的是使预备体表面更加光滑和均匀。

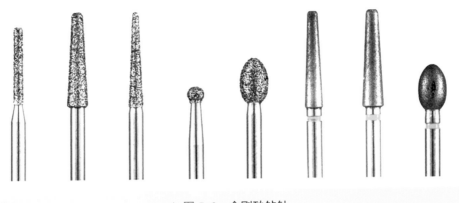

▲ 图 5-3　金刚砂钻针

2. 钨钢钻针

钨钢钻针（图 5-4）的切削端是用碳化钨硬质合金制作，其尖锐的切刃有明确的排列方向，刃部可设计成螺旋状、横向、纵向等，排屑槽可使碎屑顺利排出，避免刃部淤塞，主要用于切削牙体组织及金属制品等。与金刚砂钻针相比，磨光用钨钢钻针预备的牙体表面相对更光滑。

钨钢钻针的刃数直接影响牙体预备效率。当进行初步预备时，通常选用刃数较少（＜ 10 刃）的钻针，以达到提高切削效率和保护牙髓组织的目的；当进行精修和磨光时，经常选择刃数较多（＞ 12 刃）的钻针，目的是使表面更加光滑和均匀。

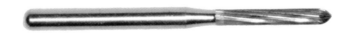

▲ 图 5-4　钨钢钻针

3. 金刚砂钻针和钨钢钻针组合使用

金刚砂钻针和钨钢钻针组合使用时，可先使用切割效率高的金刚砂钻针进行牙体预备（特别是在釉质磨除时），然后再选用磨光用钨钢钻针进行精细修整，从而获得良好的轴面光洁度和光滑连续的边缘线。

三、牙体预备辅助器械

1. 超声牙体预备工作尖

超声牙体预备工作尖（图 5-5）表面涂覆金刚砂微颗粒，主要用于精确的边缘修整，以确保修复体达到最佳边缘封闭效果。由于声波振动的特性为小振幅震荡削磨，振动速度及振幅可控，操作者可以更好地掌控预备量，获得光滑的边缘线，并抛光预备体轴面。超声牙体预备工作尖即使直接触碰软组织也不会对其造成伤害，因此较为安全。同时，超声牙体预备工作尖在工作时产生椭圆形振动，创造出不规则的微观表面结构，更有利于树脂粘接。但超声牙体预备工作尖的效率较低，临床上应先使用钻针进行初步牙体预备，而后使用相同形状的超声牙体预备工作尖进行精细修整。

2. 边缘修整凿

边缘修整凿（图 5-6）是一种用于牙体精修的手工器械，通常由不锈钢材料制成，适合在微创治疗技术中使用。边缘修整凿的工作端具有坚固、锋利的边缘，常用于牙体预备后的精细修整，如精修全冠的边缘，去除悬釉，形成平整的肩台，或制备嵌体光滑平坦的洞底形态和平整的轴面边缘，以提高修复体的密合度和边缘适合性。边缘修整凿的工作方式与钻针不同，手动使用不会产生由于转速太快而导致的形态不平滑等问题。根据应用牙位的不同，边缘修整凿有不同角度的手柄和刀刃，弯刃边缘修整凿可用于去除釉质飞边，直刃边缘修整凿可用于平整肩台。临床上，应先使用钻针进行牙体预备，再使用边缘修整凿进行边缘或洞底的修整。

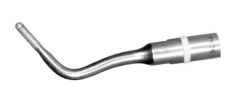

▲ 图 5-5　超声牙体预备工作尖

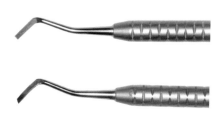

▲ 图 5-6　边缘修整凿

3. 放大镜和头灯

放大镜和头灯是口腔医师日常工作的常用工具（图 5-7）。放大镜分为头戴式和眼镜式，常用的放大倍数为 2.5～3.5 倍。放大镜可以显著提高口腔临床操作中的近距离视野清晰度，补偿裸眼视力不足，提高美学修复精度。此外，它还可以帮助医师维持正确的体位，和患者头部保持理想的工作距离，减少工作中骨骼肌肉疼痛的发生和腰颈椎不适。由于放大镜自身没有照明功能，常额外配备专用头灯做光源。

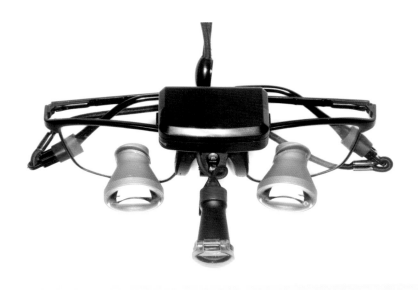

▲ 图 5-7　放大镜和头灯

放大镜和头灯配合使用，在临床上应用广泛，口腔美学修复领域主要用于以下方面：

(1) 口腔检查：对牙齿微裂纹、龋损、酸蚀脱矿等细微的、隐匿的、肉眼无法判断的病损进行明确诊断。

(2) 牙体预备：检查有无残留的充填物、可疑的龋坏组织、微小的裂纹、倒凹和悬釉等，精细磨光预备体，修整肩台宽度、形态和光洁度。

(3) 印模与模型：判别肩台与龈沟的相对位置，精细、微创和准确地排龈，降低牙龈损伤及牙龈退缩风险；评估印模与模型的质量，尤其是预备体部位有无气泡、预备体肩台处是否光滑连续、有无缺损等。

(4) 修复体制作：技师可在放大镜辅助下修整代型，检查蜡型边缘适合性、铸件的适合度及完整性，修复体有无气泡、杂质或裂纹及边缘适合性等。

(5) 修复体试戴：检查修复体就位障碍点、边缘密合度、有无缺损或变形、有无悬突或台阶，检查咬合接触点的分布并进行调整，检查调磨后修复体表面的纹理和光洁度并进行精细抛光。

(6) 修复体粘接：仔细区分牙体组织粘接界面的釉质和牙本质，确认修复体是否完全就位，去除肉眼无法识别的残留溢出水门汀，进行精细磨光。

(7) 软硬组织手术：利用充足的光源和清晰放大的视野，提高微创手术精度，减少创伤，促进愈合。

Chapter 6

美学修复全瓷材料选择

近年来，全瓷材料的发展日新月异，无论是全瓷材料的化学成分、微观结构，还是其力学、美学及粘接性能都在持续改进，同时不断有新产品投入使用，因此无论医师、技师都要不断更新已有的知识体系，才不会在选择全瓷材料时无所适从。全瓷材料不仅具有优越的美学性能和生物相容性，而且具有可满足临床要求的机械性能，已经成为口腔临床最常用的美学修复材料。然而临床上对于全瓷材料的分类、适应证的选择、全瓷修复体设计、全瓷材料的粘接等还存在争议和困惑，因全瓷材料选择使用不当导致修复体破损、粘接失败、美学效果不佳的案例时有发生。本章在传统理论及分类的基础上，吸收了新成果新理念，对全瓷材料的分类、性能及临床应用进行了归纳总结，以期为读者提供简明实用的指引。2019年中华口腔医学会口腔美学专委会组织多学科专家共同制订了全瓷美学修复材料的临床应用指南，本章中有关全瓷材料分类的内容将参照该指南展开阐述。

一、全瓷材料的分类

全瓷材料的分类方法很多，为了便于应用，临床上常根据全瓷材料的化学组成和微观结构分类，或者根据全瓷修复体的加工方法进行分类。根据全瓷材料的化学组成和微观结构，可以将全瓷材料分为玻璃基陶瓷、多晶陶瓷和树脂基陶瓷三大类。关于全瓷材料的加工方法，目前临床常用的有三类：①常规粉浆涂塑技术，主要用于长石质瓷的加工制作；②热压铸技术，主要用于玻璃陶瓷的加工制作；③计算机辅助设计/计算机辅助制造（CAD/CAM）技术，可用于玻璃基陶瓷、多晶陶瓷、树脂基陶瓷等各类全瓷材料的加工制作。

（一）全瓷材料的类型

本文按照化学组成和微观结构将全瓷材料分为以下三类：

1. 玻璃基陶瓷

玻璃基陶瓷（glass-matrix ceramics）的化学组成以玻璃相为主，或者在玻璃相中添加或生长二硅酸锂等晶体相以增加材料的强度。临床应用的玻璃基陶瓷材料主要有长石质瓷和玻璃陶瓷。长石质瓷是最早应用的牙科陶瓷材料，由石英、天然长石和高岭土组成。以玻璃成分为主，具有良好的半透明性等美学性能，但是机械强度较差。玻璃陶瓷是在玻璃成分中添加或生长晶体相，机械强度明显增加，同时具有良好的半透明性等美学性能。

2. 多晶陶瓷

多晶陶瓷（polycrystalline ceramics）是一种由晶体直接烧结成的陶瓷材料，具有良好的晶体相结构，一般完全不含玻璃相成分。多晶陶瓷含有的晶体相成分主要分为氧化铝和氧化锆两大类。目前临床常用的是氧化锆陶瓷，牙科用的氧化锆陶瓷多为氧化钇部分稳定的四方相氧化锆。传统氧化锆具有优异的机械性能，但半透明度低、美观性较差。为了提高氧化锆的美学性能，近年来出现了高透氧化锆。高透氧化锆通过改变晶相结构、减小晶体颗粒等方法提高半透明性，机械强度有一定下降，但仍高于玻璃陶瓷。

3. 树脂基陶瓷

树脂基陶瓷（resin-matrix ceramics）是树脂基质和无机填料的复合体，一般有两类：一类是树脂基质中加入无机填料；另一类是陶瓷网络结构内加入树脂基质。树脂基陶瓷严格意义上不属于陶瓷，但由于其机械性能和美学性能与陶瓷材料类似，近年来国际上将其作为全瓷材料的一类。树脂基陶瓷不能烧结加工，一般采用CAD/CAM技术加工。树脂基陶瓷具有与复合树脂及牙本质近似的弹性模量。

（二）全瓷修复体结构类型

按照全瓷修复体的结构可以将全瓷修复体分成两类：

1. 单层全瓷修复体

单层（monolithic）全瓷修复体由一种全瓷材料或者一类全瓷材料制作完成（图6-1）。如后牙单层氧化锆全冠、前牙玻璃陶瓷贴面、前牙和前磨牙玻璃陶瓷全冠、前牙和前磨牙单层高透氧化锆全冠等。

2. 双层全瓷修复体

双层（laminated）全瓷修复体由高强度的内冠和高半透明性的饰瓷两层结构组成（图6-2）。如传统的双层氧化锆全冠，底层为氧化锆内冠，外层为长石质饰瓷。氧化锆内冠提供修复体的抗力和遮色，为饰瓷提供支持；长石质饰瓷形成修复体的外形，并表达修复体的颜色、半透明性、表面质地等美学特征。

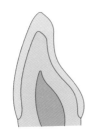 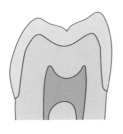 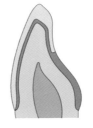 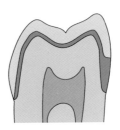

▲ 图6-1　单层全瓷修复体　　　　　　　　▲ 图6-2　双层全瓷修复体

二、全瓷材料主要性能指标

影响临床决策的全瓷材料性能参数主要有强度、半透明性、弹性模量和粘接特性。

1. 全瓷材料的强度：弯曲强度和断裂韧性

强度是影响全瓷材料选择的重要因素，后牙咬合力大，需要强度较高的全瓷材料，前牙咬合力相对较低，可以选择强度略低的全瓷材料。弯曲强度是反映全瓷材料强度的常用指标（图6-3）。

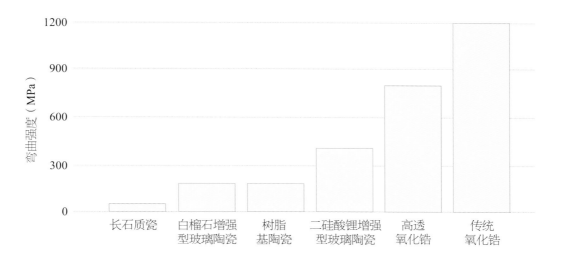

▲ 图 6-3　临床常用全瓷材料的弯曲强度分布范围

瓷是脆性材料，其表面或内部的裂纹和缺陷对材料耐久性影响很大。断裂韧性可以反映全瓷材料在有裂纹时的力学表现，是衡量材料在受力时抵抗裂纹延伸能力的指标。氧化锆由于有相变增韧机制，有良好的断裂韧性（图 6-4）。

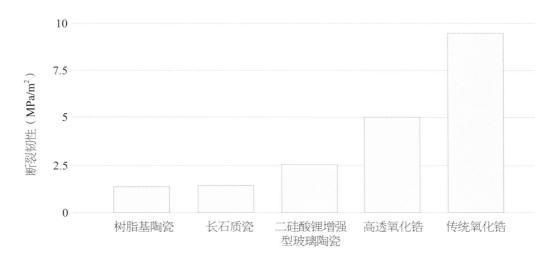

▲ 图 6-4　临床常用全瓷材料断裂韧性分布范围

2. 全瓷材料的美观：半透明性

半透明性是牙齿重要的美学性能，是全瓷材料选择的重要影响因素。釉质和牙本质具有不同的半透明性，釉质半透明性较高。前牙美观要求高，需要选择与天然牙半透明性匹配的、半透明性较高的全瓷材料；后牙美观要求略低，对全瓷材料半透明性的要求可以适当降低。临床常用全瓷材料的半透明性分布范围见图6-5。

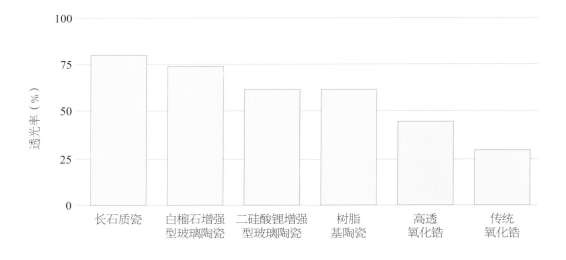

▲ 图 6-5　临床常用全瓷材料的半透明性分布范围

3. 全瓷材料的弹性模量

弹性模量是描述固体材料抵抗形变能力的物理量。在同样受力情况下，全瓷材料的弹性模量越高则材料的形变量越小，反之全瓷材料的弹性模量越低则材料的形变量越大。临床常用全瓷材料的弹性模量分布范围见图6-6。

冠内固位修复体在受力时会对周围牙体组织产生有害的拉应力，当剩余的牙体组织抗力不足时，容易造成牙齿劈裂。制作冠内固位修复体的全瓷材料弹性模量越高，修复体受力时传递至周围牙体组织的应力越大。因此，临床上不宜选择弹性模量过高的全瓷材料用于制作冠内固位修复体。

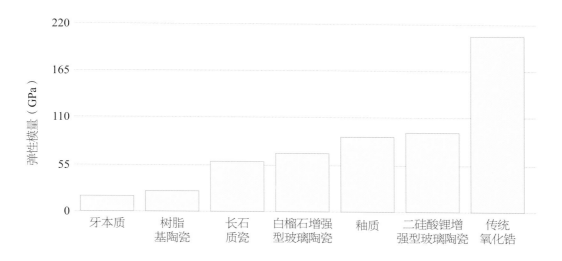

▲ 图 6-6　临床常用全瓷材料的弹性模量的分布范围

4. 全瓷材料的粘接特性

按照全瓷材料的粘接处理方式，可以将全瓷材料分为可酸蚀陶瓷和不可酸蚀陶瓷两大类。这里酸蚀所用的酸是氢氟酸。

(1) 可酸蚀陶瓷：可酸蚀陶瓷主要是指玻璃基陶瓷，另外含玻璃相和二氧化硅成分较多的树脂基陶瓷也可用氢氟酸酸蚀。由于氢氟酸可以与全瓷材料中的二氧化硅发生反应，因此全瓷修复体组织面氢氟酸酸蚀后可形成具有微孔结构的粗糙表面，有利于与树脂水门汀形成微机械嵌合。全瓷修复体组织面经氢氟酸酸蚀、冲洗吹干后，还应涂布硅烷偶联剂，从而形成修复体与树脂水门汀之间的化学结合。

(2) 不可酸蚀陶瓷：主要指不含玻璃相的多晶陶瓷。玻璃相和二氧化硅含量较少的树脂基陶瓷也不建议使用氢氟酸酸蚀。不可酸蚀陶瓷通常采用喷砂进行粗化处理。以临床最常用的氧化锆全瓷材料为例，喷砂材料通常选择直径小于 50μm 的氧化铝颗粒、喷砂压力一般不超过 3 个大气压、喷砂时间约为 20s。喷砂后再结合使用含 10–甲基丙烯酰氧癸基二氢磷酸酯（MDP）等磷酸酯类功能基团的处理剂以增强化学粘接力。

通常可酸蚀陶瓷比不可酸蚀陶瓷能获得更优异的粘接性能。因此，当修复体的机械固位不良时，应尽量选择可酸蚀陶瓷以获得足够的粘接固位力。贴面、殆贴面等粘接固位为主的修复体要尽量选择粘接性能良好的可酸蚀陶瓷，如玻璃基陶瓷。

三、全瓷材料临床适应证

如前所述，根据全瓷材料的化学组成和微观结构将全瓷材料分为玻璃基陶瓷、多晶陶瓷和树脂基陶瓷三类。三类全瓷材料各有其独特的优点：玻璃基陶瓷半透明度高、美观性好，多晶陶瓷强度高，树脂基陶瓷弹性模量近似牙本质。因此，三类全瓷材料都有其各自的临床适应证。

1. 玻璃基陶瓷的临床适应证

(1) 长石质瓷：长石质瓷有良好的半透明性等美学性能及粘接性能，但其强度不足。因此长石质瓷通常用于制作烤瓷贴面，以及用作双层全瓷冠和烤瓷熔附金属冠的饰瓷。

(2) 二硅酸锂增强型玻璃陶瓷：除了有良好的美学性能及粘接性能外，二硅酸锂增强型玻璃陶瓷强度明显优于长石质瓷，因此临床适应证也更为广泛，包括以下修复体类型：

● 贴面和殆贴面：贴面修复要求粘接的牙面大部分为釉质，釉质可以为玻璃陶瓷贴面提供良好的粘接固位和强度支持。

● 嵌体和高嵌体：二硅酸锂增强型玻璃陶瓷制作嵌体时，洞形轴壁外展比金属嵌体略大，不需预备殆面洞缘斜面，推荐使用树脂水门汀进行粘接。

● 全瓷冠：当牙齿颜色简单或美学要求不高时，可以用二硅酸锂增强型玻璃陶瓷制作前牙和前磨牙单层结构全瓷冠，通过外染色实现颜色匹配；当牙齿颜色复杂或美学要求高时，可以在玻璃陶瓷的切端和唇面添加长石质饰瓷。

2. 多晶陶瓷的临床适应证

目前临床常用的多晶陶瓷主要指氧化锆陶瓷，由于材料性能不同，传统氧化锆和高透氧化锆的临床适应证有所不同。

(1) 传统氧化锆：传统氧化锆机械强度优异。较低的半透明性一方面赋予其良好的遮色能力，但另一方面也导致其美观效果不佳。传统氧化锆常用于以下修复体类型：

● 单层全瓷冠：磨牙全冠对美观要求较低，但对强度要求较高，传统氧化锆常用于制作磨牙单层结构全瓷冠，俗称全锆冠。

● 双层全瓷冠：传统氧化锆常用于制作前牙和前磨牙双层结构全瓷冠的内冠，外面覆盖长石质饰瓷。尤其适用于前牙变色牙的遮色。

(2) 高透氧化锆：高透氧化锆美学性能明显优于传统氧化锆，虽然强度有所下降，但仍能满足后牙修复体的强度要求。高透氧化锆可用于以下修复体类型：

● 单层全瓷冠：用于后牙可以满足强度和美观要求。当美学要求不太高时，也可以用于前牙美学区。

● 双层全瓷冠：对于美学要求高的患者，可以用高透氧化锆制作内冠，根据牙齿的美学要求在切端和唇面添加长石质瓷制作的饰瓷。

● 贴面：高透氧化锆用于前牙瓷贴面制作的病例可见报道。但目前高透氧化锆半透性能和粘接性能低于玻璃基陶瓷，用于前牙瓷贴面的制作目前尚缺乏长期临床研究的支持，高透氧化锆在前牙贴面的临床应用有待进一步研究。

3. 树脂基陶瓷的临床适应证

树脂基陶瓷具有良好的美学性能，弹性模量近似牙本质，且便于口内树脂粘接修补，尤其适用于冠内修复体如嵌体、高嵌体、嵌体冠的制作。后牙嵌体等冠内修复体应慎用弹性模量过高的全瓷材料，特别是根管治疗后或者剩余牙体组织薄弱的牙齿，以减少受力后牙齿劈裂的可能。树脂基陶瓷也可用于制作全冠、贴面、殆贴面等修复体。

树脂基陶瓷是一类发展很快的美学修复材料，随着材料研究和开发的深入，其机械性能、美学性能等有望进一步提高。

Chapter 7

美学修复体边缘设计

一、修复体边缘的意义

修复体就位到所修复的牙体预备体之上，修复体组织面与预备体表面紧密接触，该接触界面的外缘线是唯一可以与口腔环境发生连通的区域，称为修复体的边缘。

临床通常所说的修复体边缘实际上包括两个不同的部位：一个是修复体的外缘线，称为边缘（margin）；另一个是牙体预备体的外缘线，也就是牙体预备体上预备的牙面和未预备牙面的结合线，称为终止线（finish line）。当修复体良好就位于预备体之上时，修复体的边缘和牙体预备体的终止线就融合成为一个位置，统称为边缘（图 7–1）。

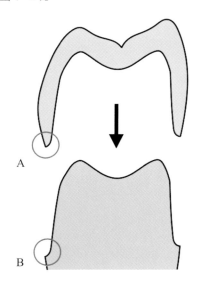
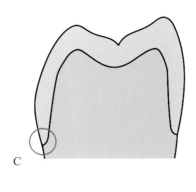

▲ 图 7–1　修复体的边缘
A. 修复体的边缘；B. 牙体预备体的终止线；C. 边缘

根据边缘位于牙面位置的不同，可将修复体边缘分为龈边缘、殆面边缘、轴面边缘（包括邻面边缘、唇颊面边缘和舌面边缘）（图 7-2）。修复体与牙龈邻近或接触的边缘，称为龈边缘。龈边缘与牙周组织的健康关系密切。全冠的边缘均为龈边缘，部分冠和嵌体的边缘除了龈边缘外，还可以有位于殆面、轴面的边缘。

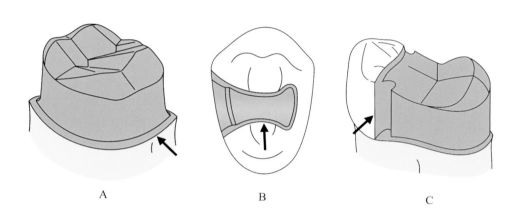

▲ 图 7-2　不同位置的边缘

A. 全冠的龈边缘；B. 嵌体的殆面边缘；C. 部分冠轴面边缘（邻面边缘）

边缘是修复体最重要的部位之一。修复体的边缘与生物学原则、力学原则、美学原则都密切相关，是修复体设计和制作的重点和难点，也是修复体的薄弱点。如果修复体的边缘设计或制作不理想会导致以下问题：

- 边缘不密合会导致继发龋的产生。
- 龈边缘的适合性不良或位置过深会影响牙周组织健康。
- 边缘是修复体和牙体预备体的抗力薄弱区。
- 位于唇颊面的边缘容易影响修复体的美观。
- 龈边缘位置的设计会影响修复体的固位。
- 龈下边缘的牙体预备可能对牙龈等牙周组织造成损伤。
- 龈下边缘印模制取时的排龈操作可能对牙龈等牙周组织造成损伤。

二、龈边缘的设计

修复体与牙龈邻近或接触的边缘，称为龈边缘。龈边缘是最重要的修复体边缘类型（图7-3）。龈边缘的设计和制作不仅关系牙周组织的健康，还对修复体的美观、修复体的固位和抗力、所修复牙体组织的保护产生重要影响。龈边缘的设计主要包括3个要素：龈边缘的位置、龈边缘的形态和龈边缘的适合性。

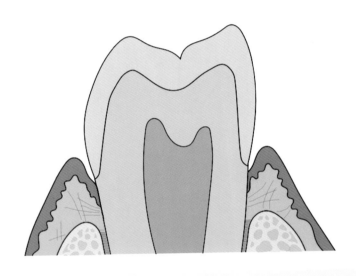

▲ 图 7-3　全冠的龈边缘

（一）龈边缘的位置

修复体龈边缘位置的设计关系到牙周组织保健、修复体的固位和美观等。修复体龈边缘根据其与牙龈缘的位置关系可以分为龈上边缘（supragingival margin），平龈边缘（equigingival margin）和龈下边缘（subgingival margin）（图7-4）。

1. 龈上边缘

龈上边缘位于牙龈缘以上，不与牙龈接触，其优点如下：

- 边缘的牙体预备不易损伤牙龈。
- 印模制取方便，不用排龈。

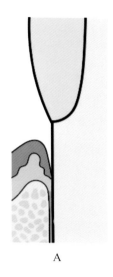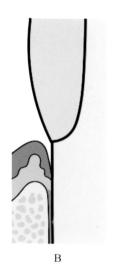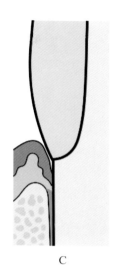

A　　　　　　　　　　　B　　　　　　　　　　　C

▲ 图 7-4　修复体龈边缘的位置
A. 龈上边缘；B. 平龈边缘；C. 龈下边缘

- 有利于牙周组织健康。
- 容易检查修复体边缘适合性。
- 便于修复体粘接操作。
- 磨牙量相对较少。

2. 龈下边缘

位于龈沟内，也称龈沟内边缘，修复体边缘为牙龈所遮盖。其优点是美观、固位好，但主要有以下缺点：

- 制备龈下边缘时容易损伤牙龈。
- 取印模前需要排龈。
- 不易检查修复体边缘适合性。
- 处理不当时容易造成牙龈炎症或牙龈退缩。

从牙周组织保健的角度来看，龈上边缘最好，而龈下边缘最差。修复体的龈边缘越接近龈沟底，越容易引起牙龈炎症。通常修复体的龈边缘应尽可能放在龈上，但是在某些特殊情况下则需采用龈下边缘：

- 牙体缺损至龈下。

- 牙冠高度不足，需要增加固位。

- 为了美观，前牙全冠的唇面边缘要放在龈下。

- 牙颈部敏感，需要修复体加以覆盖。

- 邻面接触区较低，已至龈嵴顶。

即使设计龈下边缘，修复体的龈边缘也要尽可能离开龈沟底的结合上皮，减少对牙龈的有害刺激。一般要求龈边缘位于龈沟中上 1/3，距龈沟底至少 0.5mm。

（二）龈边缘的形态

修复体边缘形态，也就是牙体预备体终止线形态的设计和选择要考虑到修复体边缘适合性、修复材料的强度、修复体的美观、牙周组织的健康等因素。理想的边缘形态应符合以下要求：

- 容易制备。

- 容易制取清晰的印模。

- 有明确的终止线形态，便于修复体制作。

- 易于获得良好的修复体边缘适合性。

- 修复体边缘有足够的强度，如果使用金属等高强度的材料，可设计为厚度薄的边缘；如果使用瓷和树脂等强度相对较低的材料，修复体必须有足够的边缘厚度。

- 修复体边缘部位较为美观。

临床上常用的修复体龈边缘形态包括无角肩台和有角肩台，特殊患者会用到刃状边缘（图 7-5）。

口腔修复学的发展史上出现了多种龈边缘形态。近年来由于全瓷材料和粘接技术的发展，全瓷材料制作的修复体如瓷贴面、全瓷冠、瓷嵌体等已经成为越来越常用的修复体类型。相应地，目前临床常用的龈边缘形态主要有两种：一种是终止线为圆弧状的无角肩台（chamfer，又称凹槽）（图 7-5A）；另一种是终止线为平台状的有角肩台（shoulder，又称肩台）（图 7-5B）。根据制作修复体的材料和修复体结构的不同，龈边缘宽度一般为 0.5mm 和 1.0mm。修复材料强度高则龈边缘厚度可以适当变薄，单层全瓷修复体较双层全瓷修复体的龈边缘厚度可以更薄。临床上在某些特殊情况下，刃状边缘（图 7-5C）也是一种补充的修复体龈边缘形态。

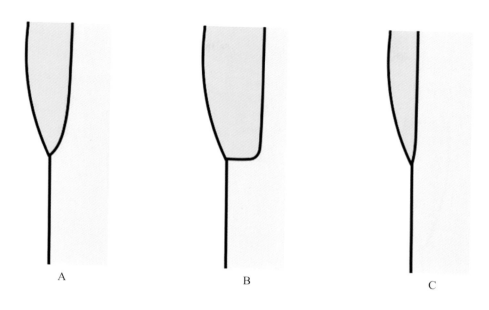

▲ 图 7-5　龈边缘的形态
A. 无角肩台；B. 有角肩台；C. 刃状边缘

1. 无角肩台

无角肩台（chamfer）的终止线为圆弧状，相对于刃状边缘，修复体边缘有足够的厚度，边缘位置明确，便于修复体边缘制作。临床上无角肩台常用于强度较高的铸造金属全冠和氧化锆全瓷冠的龈边缘、烤瓷熔附金属全冠的舌侧金属边缘，也可用于主要依靠粘接固位的瓷贴面的龈边缘。无角肩台边缘的宽度一般为 0.5mm，如增加无角肩台的宽度，形成深无角肩台（heavy chamfer）（图 7-6），宽度约 1.0mm，也可用于全瓷冠的龈边缘。

无角肩台的牙体预备比较容易，可以使用末端圆头的柱状或锥状金刚砂钻针制备。根据无角肩台的宽度选择钻针末端直径，如预备 0.5mm 宽的无角肩台应选用末端直径 1.0mm 的圆头柱状或锥状钻针，预备时钻针末端的一半切入边缘部位的牙体组织即可。

2. 有角肩台

有角肩台（shoulder）的终止线为平台状（图 7-7），边缘宽度一般为 1.0mm，可以使修复体形成足够的边缘厚度，满足强度及美学要求。有角肩台常用于烤瓷熔附金属全冠的唇颊面龈边缘、双层结构全瓷冠的龈边缘和单层结构全瓷冠（玻璃陶瓷、树脂基陶瓷）的龈边缘。

全瓷修复体的有角肩台需要预备成内线角圆钝的有角肩台（图7-7B），有些情况下也可预备成圆弧形、宽度约为1.0mm的深无角肩台。随着全瓷材料机械和美学

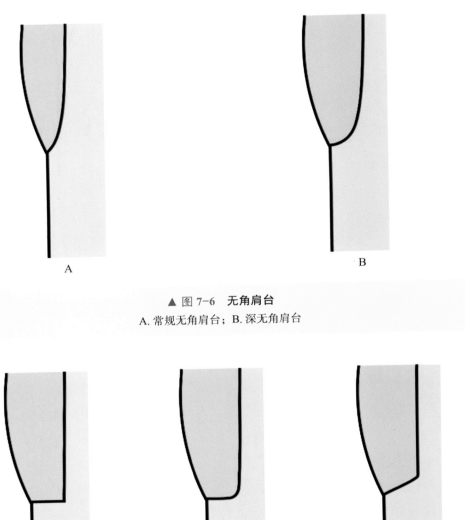

▲ 图7-6　无角肩台
A. 常规无角肩台；B. 深无角肩台

▲ 图7-7　有角肩台
A. 有角肩台；B. 内线角圆钝有角肩台；C. 120° 有角肩台

性能的提高，全瓷冠有角肩台龈边缘的宽度可适当减少。根据边缘处牙齿轴面形态的不同，有角肩台可以预备成 90°（图 7-7A）、120°（图 7-7C）等，目的是避免肩台与牙体轴面形成锐角，保护边缘牙体组织。

内线角圆钝的有角肩台的预备一般选用平头圆角的柱状或锥状钻针，根据肩台宽度选择钻针末端的直径，如预备 1.0mm 宽的肩台就选用末端直径 1.0mm（或略大于 1.0mm）平头圆角的柱状或锥状钻针。

3. 刃状边缘

刃状边缘（knife edge）又称羽状边缘（图 7-8）。采用这种边缘虽然牙体磨除量少、牙体预备相对容易，但是修复体加工时终止线的位置不易确定、边缘处蜡型易变形，修复体边缘过薄、强度相对较低。临床上刃状边缘主要用于倾斜牙齿，以减少磨牙量；以及边缘位于难以制备的部位，如上颌磨牙远中邻面等。刃状边缘要求制作修复体的材料有足够强度，如金合金、氧化锆等。采用玻璃基陶瓷制作的前牙部分贴面的唇面边缘也可以采用刃状边缘，粘接、抛光后，容易做到颜色过渡自然。

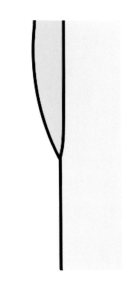

▲ 图 7-8 刃状边缘
纵剖面

刃状边缘的牙体预备可以采用细针状金刚砂钻针，沿就位道方向去除牙冠轴面倒凹，使轴面最宽处位于设计的边缘位置。

（三）边缘适合性

修复体的边缘是修复体组织面与预备体之间接触界面唯一可以与口腔环境发生连通的区域。修复体的边缘适合性（marginal adaptation）是指修复体的边缘应与预备体的终止线紧密贴合无间隙，而且与牙齿轴面形态协调一致（图 7-9）。修复体边缘适合性包括边缘密合和轴面形态协调两方面的要求。修复体边缘密合可以防止粘接水门汀溶解、产生继发龋和牙菌斑附着。修复体的边缘没有绝对密合，制作精密的修复体可以将边缘微隙控制在数十微米。

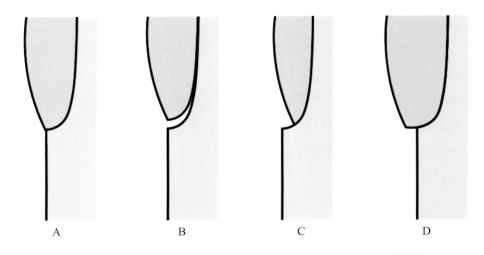

▲ 图 7-9　边缘适合性

A. 适合性好；B. 不密合；C. 台阶；D. 悬突

修复体边缘适合性还要求修复体边缘与牙体轴面外形协调一致，不能有悬突或者台阶。为了增加边缘适合性，要求预备体有清晰、光滑、连续的终止线，以及精确的印模和模型、精确的蜡型、精密的铸造等。

三、殆面边缘的设计

修复体位于殆面的边缘称为殆面边缘，殆面边缘是嵌体最重要的边缘。嵌体的殆面边缘设计与修复体的强度、剩余牙体组织的保护、修复体边缘密合度、修复体的美观等密切相关。殆面边缘的设计主要包括边缘的位置和形态两方面要求。

1. 殆面边缘的位置

(1) 避开咬合接触区：殆面边缘是修复体和牙体组织强度最薄弱的位置，应尽可能避开咬合接触区，包括正中咬合和侧方咬合。

(2) 预防性扩展：殆面边缘需要避开殆面窝沟、点隙等不易自洁的区域。殆面边缘是修复体组织面与预备体之间接触界面的外缘线，是唯一可以与口腔环境发生连通的区域，要容易抛光、自洁，防止继发龋的产生。

2. 骀面边缘的形态

骀面边缘的形态设计要有利于保护边缘牙体组织、增加边缘密合度。图 7-10 所示为嵌体的骀面边缘设计。

金属嵌体可以制备洞缘斜面，洞缘斜面一般与嵌体骀面洞形的洞壁成 45° 夹角，可以保护洞缘薄弱的牙体组织，同时增加边缘密合度（图 7-10B）。但瓷嵌体由于材料强度不足，如果制备洞缘斜面则修复体边缘厚度过薄容易产生修复体边缘断裂。这时为了保护洞缘薄弱的牙体组织，避免洞壁与骀面呈现锐利的交角，瓷嵌体骀面洞的洞壁可适当增加外展度，一般为 12°～15°（图 7-10C）。

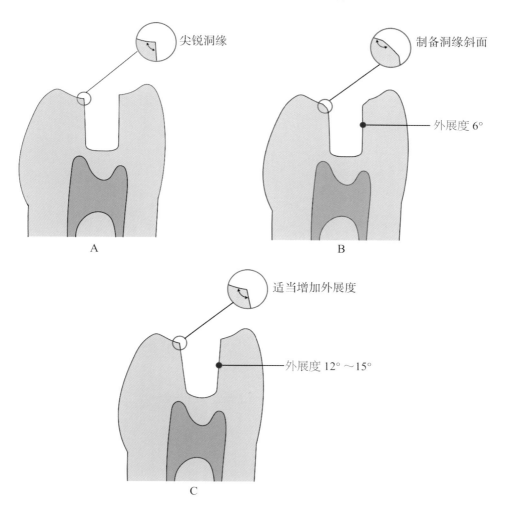

尖锐洞缘

制备洞缘斜面

外展度 6°

适当增加外展度

外展度 12°～15°

A

B

C

▲ 图 7-10　嵌体骀面边缘的形态
A. 骀面边缘过尖锐；B. 金属嵌体制备洞缘斜面；C. 瓷嵌体骀面洞洞壁增加外展度

四、轴面边缘的设计

修复体位于轴面的边缘称为轴面边缘，包括邻面边缘、唇颊面边缘和舌面边缘，例如嵌体或高嵌体邻面洞的边缘、部分冠邻面竖斜面、贴面的邻面边缘等。轴面边缘的设计应从以下几个方面考虑：

1. 尽量避开邻面接触区

如果邻面边缘位于邻面接触区，较难自洁，边缘不易抛光，容易导致边缘继发龋的产生。因此，嵌体或高嵌体邻面洞、部分冠邻面轴沟等邻面边缘应尽量扩展至外展隙等自洁区（图 7-11）。如果患牙邻面缺损很小，嵌体邻面洞的邻面边缘需要磨除较多的牙体组织才能扩展至外展隙等自洁区，出于微创的考虑也可将邻面边缘放置于邻面接触区内，但这时要更加注意修复体邻面边缘的密合度、抛光等，防止产生继发龋和牙龈炎症。

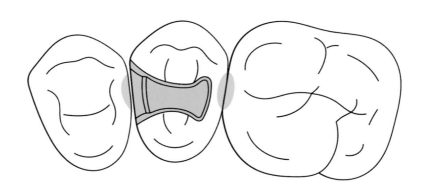

▲ 图 7-11 修复体边缘避开邻面接触区

2. 利于保护边缘牙体组织

过于锐利的边缘会产生薄弱的牙体组织，容易导致牙体组织劈裂。因此，嵌体或高嵌体邻面洞的颊舌壁、部分冠邻面轴沟竖斜面与相对应牙冠轴面的交角应不小于 90°（图 7-12）。

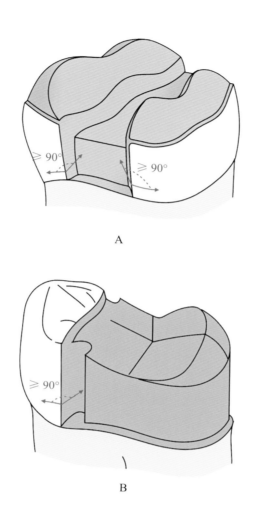

▲ 图 7-12　邻面边缘的形态
A. 高嵌体邻面洞的颊舌壁；B. 部分冠邻面轴沟的竖斜面

3. 利于美观

　　出于美观考虑，前牙经典型贴面的邻面边缘需要向邻面扩展，但扩展范围限于唇外展隙，不破坏邻面接触区。前牙或前磨牙部分贴面的轴面边缘有时不得不位于唇颊面，此时可采用刃状的边缘形态，以使部分贴面的颜色过渡更为自然（图 7-13）。

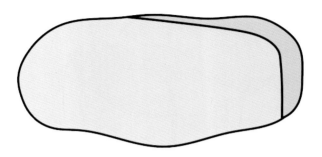

▲ 图 7-13 上前牙横截面观，部分贴面的唇面边缘为刃状

Chapter 8

前牙全瓷冠牙体预备

　　全瓷冠按照结构不同可以分为单层全瓷冠和双层全瓷冠。单层全瓷冠整个修复体由一种或一类全瓷材料组成，如使用二硅酸锂增强型玻璃陶瓷或高透氧化锆制作的前牙单层全瓷冠。双层全瓷冠整个修复体由两种不同类型的全瓷材料组成，如使用氧化锆制作强度高、遮色强的内冠，外面再覆盖美观性能良好的长石质饰瓷。全瓷冠的牙体预备量主要取决于所使用的全瓷材料以及所修复牙体的颜色等情况。双层全瓷冠的牙体预备量一般大于单层全瓷冠。本文以上颌中切牙为例介绍前牙双层全瓷冠的牙体预备。

一、牙体预备钻针

　　前牙全瓷冠牙体预备的钻针（表 8-1）及应用如下：

表 8-1　前牙全瓷冠牙体预备钻针

形态								
末端直径（mm）	1.0	1.3	0.8	—	—	1.0	1.3	—
最大直径（mm）	1.0	2.3	1.6	1.8	3.0	2.0	2.3	3.0

- 直径 1.0mm 的平头圆角柱状金刚砂钻针：用于切端、唇面、邻面、舌轴面、龈边缘的牙体预备。
- 末端直径 1.3mm 的平头圆角锥状金刚砂钻针：用于唇面牙体预备。
- 细针状金刚砂钻针：用于邻面牙体预备。
- 直径 1.8mm 的小球形金刚砂钻针：用于舌窝牙体预备。
- 橄榄球状金刚砂钻针：用于舌窝牙体预备。
- 末端直径 1.0mm 的平头圆角锥状细粒度金刚砂钻针：用于邻面龈边缘和邻面精修磨光。
- 末端直径 1.3mm 的平头圆角锥状细粒度金刚砂钻针：用于龈边缘、轴面精修磨光。
- 橄榄球状细粒度金刚砂钻针：用于舌窝精修磨光。

二、牙体预备量

前牙双层全瓷冠的牙体预备量如下（图 8-1）：

- 切端：2.0～2.5mm。
- 唇面：1.2～1.5mm。
- 邻面：≥ 1.0mm。

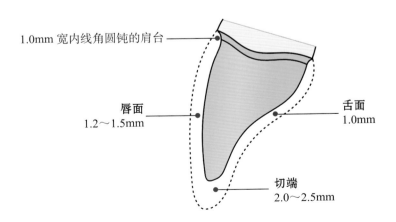

1.0mm 宽内线角圆钝的肩台

唇面
1.2～1.5mm

舌面
1.0mm

切端
2.0～2.5mm

▲ 图 8-1　前牙双层全瓷冠的牙体预备量

- 舌面：1.0mm。
- 龈边缘：唇面形成 1.0mm 宽内线角圆钝的肩台，位于龈下 0.5～1.0mm（龈沟中上 1/3 处）；舌面形成 0.5～1.0mm 宽内线角圆钝的肩台，一般为平龈边缘。

三、牙体预备步骤和要求

1. 切端预备

(1) 钻针选择：直径 1.0mm 的平头圆角柱状金刚砂钻针。

(2) 牙体预备量：2.0～2.5mm。

(3) 预备步骤（图 8-2）：①使用直径 1.0mm 的平头圆角柱状金刚砂钻针顺应切缘平面预备 2～3 条深约 2.0mm 的深度指示沟；②磨除指示沟之间的牙体组织，预备后的切缘平面应与原来的切缘平面平行。

2. 唇面预备

(1) 钻针选择：①直径 1.0mm 的平头圆角柱状金刚砂钻针；②末端直径 1.3mm 的平头圆角锥状金刚砂钻针。

(2) 牙体预备量：① 1.2～1.5mm；②颈部平龈形成 1.0mm 宽内线角圆钝的肩台。

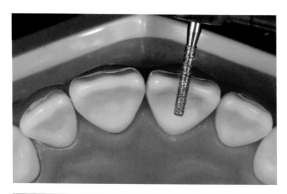
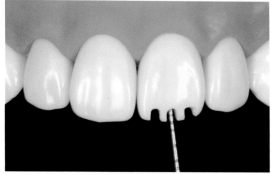
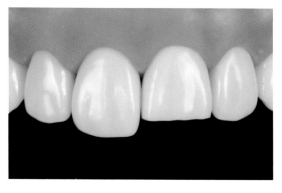

▲ 图 8-2　切端预备

（3）预备步骤（图 8-3）：①使用直径 1.0mm 的平头圆角柱状金刚砂钻针依照牙冠唇面外形分别在唇面切 2/3 和颈 1/3 两个平面制备 2～3 条深约 1.0mm 的深度指示沟；②使用直径更大的平头圆角锥状金刚砂钻针（末端直径 1.3mm）磨除唇面指示沟之间的牙体组织，唇面预备尽量向邻面接触区扩展。颈部预备至平齐龈缘处，完全依照龈缘形态，形成宽约 1.0mm 内线角圆钝的肩台。

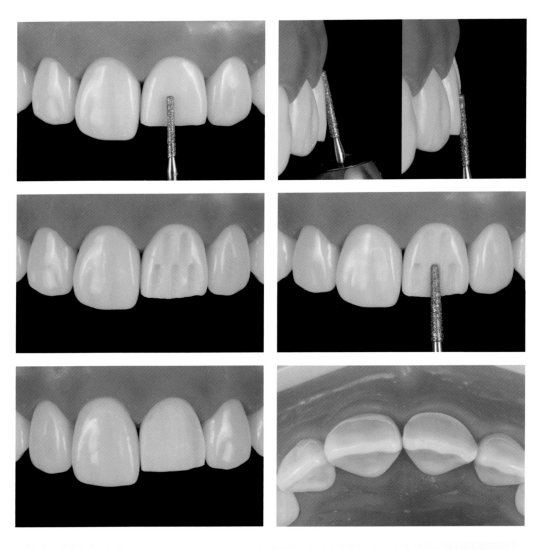

▲ 图 8-3 唇面预备

3. 邻面预备

(1) 钻针选择：①细针状金刚砂钻针；②直径 1.0mm 的平头圆角柱状金刚砂钻针。

(2) 牙体预备量：①≥ 1.0mm；②颈部平龈形成 1.0mm 宽内线角圆钝的肩台。

(3) 预备步骤（图 8-4）：①使用细针状金刚砂钻针唇舌向通过邻面，钻针末端位于邻面颈部最狭窄的龈边缘位置，钻针方向与全冠就位道一致。磨除邻面倒凹，

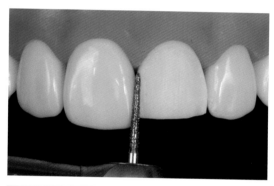

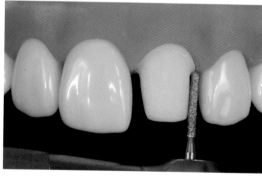

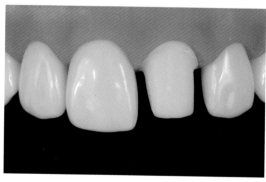

▲ 图 8-4　邻面预备

扩大邻面间隙，直至便于直径 1.0mm 的平头圆角柱状金刚砂钻针通过；②使用直径 1.0mm 的平头圆角柱状金刚砂钻针预备邻面，近远中邻面尽可能平行，聚合度6°～10°。邻面预备至平齐龈缘处，形成 1.0mm 宽内线角圆钝的肩台，肩台要顺应邻面龈缘的形态。

4. 舌面预备

(1) 钻针选择：①直径 1.0mm 的平头圆角柱状金刚砂钻针；②直径 1.8mm 的小球形金刚砂钻针；③橄榄球状金刚砂钻针。

(2) 牙体预备量：1.0mm。

(3) 预备步骤（图 8-5）：前牙舌面预备分为舌隆突（舌轴面）和舌窝两个部分。前牙舌轴面相当于后牙舌面，对前牙全冠的固位意义重大，可以抵抗全冠唇向旋转脱位。前牙舌窝是咬合面，相当于后牙的𬌗面。

● 舌轴面预备：舌隆突处使用直径 1.0mm 的平头圆角柱状金刚砂钻针首先制备与唇面颈 1/3 平行的深度指示沟，再磨除指示沟之间的牙体组织，形成 0.5～1.0mm 宽内线角圆钝的平龈肩台，预备后的舌轴面与唇面颈 1/3 尽可能平行。

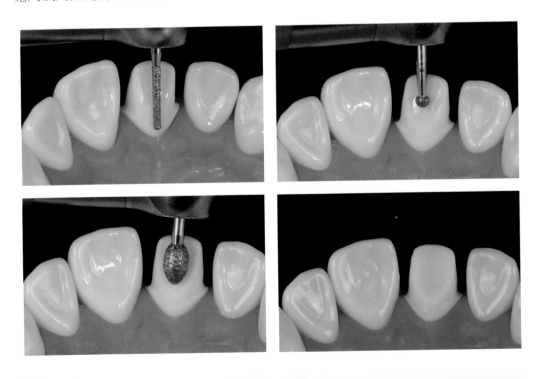

▲ 图 8-5　舌面预备

- 舌窝预备：舌窝处先用直径 1.8mm 的小球形金刚砂钻针制备深约 1.0mm 的深度指示窝，再用橄榄球状金刚砂钻针均匀磨除 1.0mm。

5. 龈边缘修整

(1) 钻针选择：①直径 1.0mm 的平头圆角柱状金刚砂钻针；②末端直径 1.0mm 的细粒度平头圆角锥状金刚砂钻针；③末端直径 1.3mm 的细粒度平头圆角锥状金刚砂钻针。

(2) 牙体预备量：①唇面形成 1.0mm 宽内线角圆钝的肩台，一般位于龈下 0.5～ 1.0mm（龈沟中上 1/3 处）；②舌面形成 0.5～1.0mm 宽内线角圆钝的肩台，一般为平龈边缘。舌轴面不明显时，可以设计龈下边缘，以增加固位。

(3) 预备步骤（图 8-6）：①先使用合适粗细的排龈线排龈；②首先将唇面及邻面龈边缘用直径 1.0mm 的平头圆角柱状金刚砂钻针预备至龈下 0.5～1.0mm（龈沟中上 1/3 处），龈边缘形态应完全依照龈缘形态；③然后用末端直径 1.3mm 的细粒度平头圆角锥状金刚砂钻针将边缘修整平滑，形成宽约 1.0mm 内线角圆钝的肩台。当邻面近远中间隙小，上述钻针不能通过时，可用较细的末端直径 1.0mm 的细粒度平头圆角锥状金刚砂钻针修整邻面肩台。

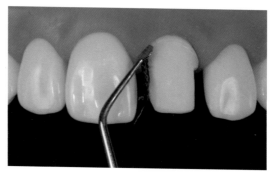
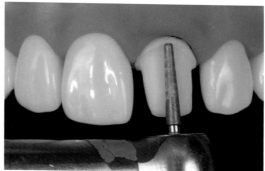
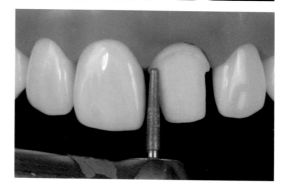

▲ **图 8-6　龈边缘修整**

6. 精修磨光

(1) 钻针选择：①末端直径 1.3mm 的细粒度平头圆角锥状金刚砂钻针；②细粒度的橄榄球状金刚

砂钻针。

　　(2) 牙体预备量：仅精修与磨光。

　　(3) 预备步骤（图 8-7）：使用平头圆角锥状和橄榄球状细粒度金刚砂钻针精修预备体各轴面，圆钝边缘和线角，磨光预备体表面，最终完成全瓷冠牙体预备。

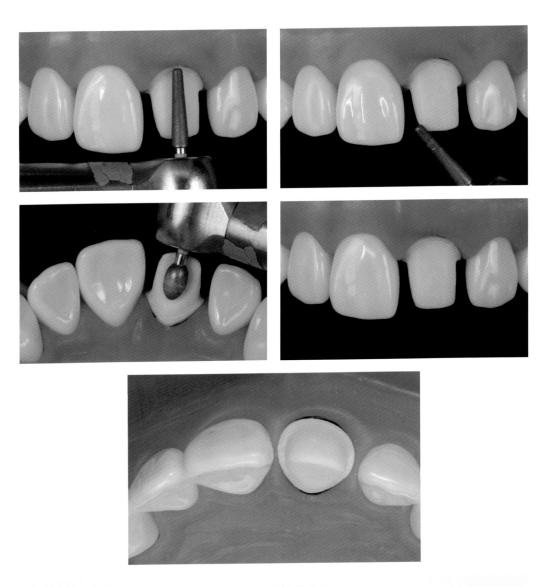

▲ 图 8-7　精修磨光

Chapter 9

前牙瓷贴面牙体预备

按照牙体预备的形式可将前牙瓷贴面分为经典型贴面、邻面包绕型贴面、全包绕型贴面、舌贴面 4 种类型。经典型贴面根据切端的预备形式不同又可以分为开窗型、对接型和包绕型。本文以上颌中切牙对接型瓷贴面为例介绍前牙瓷贴面的牙体预备。

一、牙体预备钻针

前牙瓷贴面牙体预备的钻针（表 9-1）及应用如下：

表 9-1 前牙瓷贴面牙体预备钻针

形　态 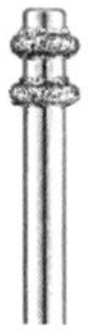 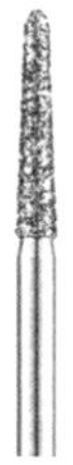 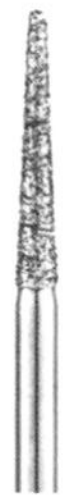 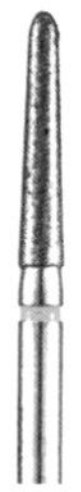 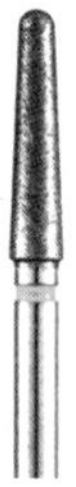				
末端直径（mm）	—	1.0	0.8	1.0	1.3
最大直径（mm）	0.5*	1.7	1.6	1.7	2.0

*. 指定位深度、非实际直径尺寸

- 0.5mm 的轮状深度指示钻针：用于预备唇面深度指示沟。
- 末端直径 1.0mm 的圆头锥状金刚砂钻针：用于切端、唇面牙体预备。

- 末端直径 0.8mm 的圆头锥状金刚砂钻针：用于邻面扩展预备。
- 末端直径 1.0mm 的圆头锥状细粒度金刚砂钻针：用于精修磨光。
- 末端直径 1.3mm 的圆头锥状细粒度金刚砂钻针：用于精修磨光。

二、牙体预备量

前牙对接型瓷贴面的牙体预备量如下（图 9-1）：

- 切端：约为 1.0mm，根据切端半透明性的要求可适当增加牙体预备量。
- 唇面：唇面颈 1/3 约为 0.5mm，唇面中 1/3 约为 0.7mm，唇面切 1/3 约为 0.9mm，颈部形成宽 0.3~0.5mm 的无角肩台。临床上瓷贴面唇面的牙体预备量还要根据所修复牙齿的颜色等因素变化适当增加或减少。牙齿颜色深、需要遮色，则可适当增加磨牙量。牙齿颜色正常、不需遮色，则可以适当减少磨牙量。
- 邻面：沿近远中唇外展隙尽量向邻面扩展，邻面扩展约 1.0mm，但不破坏邻面接触区。
- 龈边缘：唇面形成宽 0.3~0.5mm 的无角肩台，一般平齐龈缘，因遮色等需要时可位于龈下 0.5~1.0mm。龈外展隙处的边缘可适当位于龈下。

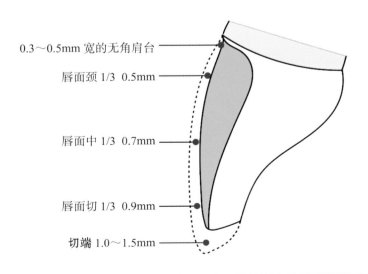

▲ 图 9-1　前牙对接型瓷贴面的牙体预备量

三、牙体预备步骤和要求

1. 切端预备

(1) 钻针选择：末端直径 1.0mm 的圆头锥状金刚砂钻针。

(2) 牙体预备量：约为 1.0mm，根据切端半透明性的要求可适当增加牙体预备量。

(3) 预备步骤（图 9-2）：先使用末端直径 1.0mm 的圆头锥状金刚砂钻针预备深约 1.0mm 的深度指示沟，然后磨除指示沟之间的牙体组织。

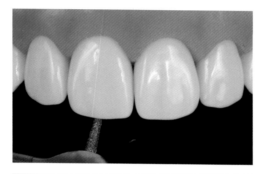

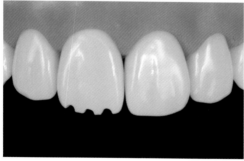

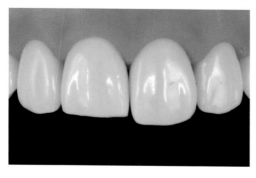

▲ 图 9-2　切端预备

2. 唇面预备

(1) 钻针选择：① 0.5mm 的轮状深度指示钻针；②末端直径 1.0mm 的圆头锥状金刚砂钻针。

(2) 牙体预备量：唇面颈 1/3 约为 0.5mm，唇面中 1/3 约为 0.7mm，唇面切 1/3 约为 0.9mm，颈部平龈形成宽 0.3～0.5mm 的无角肩台。

贴面唇面牙体预备量可以根据所修复牙体颜色等情况适当增减。当所修复牙体颜色正常、预期颜色改变量为 1 个色阶以内时，如颜色从 A2 改为 A1，可适当减少牙体预备量。当牙体组织颜色异常、预期颜色改变量超过 2 个色阶时，需适当增加牙体预备量。

(3) 预备步骤（图 9-3）：①使用 0.5mm 的轮状深度指示钻针分别在唇面颈 1/3 和切 2/3 制备深约 0.5mm 的深度指示沟；②使用末端直径 1.0mm 的圆头锥状金刚砂钻针按照唇面外形分别在唇面颈 1/3 和切 2/3 两个平面磨除指示沟之间的牙体组织；③颈部预备至平齐龈缘处，形成宽 0.3～0.5mm 的无角肩台。

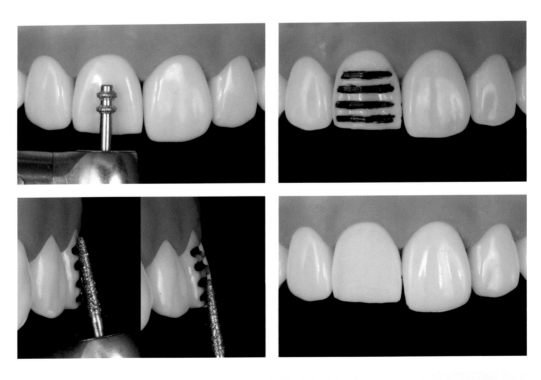

▲ 图 9-3　唇面预备

3. 邻面扩展

(1) 钻针选择：末端直径 0.8mm 的圆头锥状金刚砂钻针。

(2) 牙体预备量：沿近远中唇外展隙尽量向邻面扩展约 1.0mm，但不破坏邻面接触区。

(3) 预备步骤（图 9–4）：使用末端直径 0.8mm 的圆头锥状金刚砂钻针将预备体邻面扩展至接触区，特别是龈外展隙处应尽量向邻面扩展，但不破坏邻面接触区。

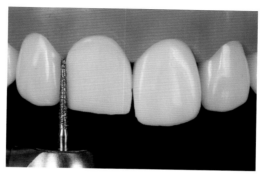

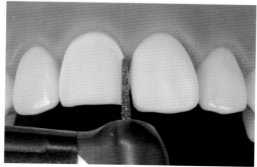

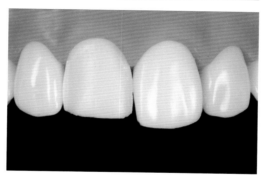

▲ 图 9–4 邻面扩展

4. 精修磨光

(1) 钻针选择：①末端直径 1.0mm 的圆头锥状细粒度金刚砂钻针；②末端直径 1.3mm 的圆头锥状细粒度金刚砂钻针。

(2) 牙体预备量：①龈边缘的形态，唇面形成宽 0.3～0.5mm 的无角肩台；②龈边缘的位置，一般平齐龈缘，因遮色等需要时可位于龈下 0.5～1.0mm。龈外展隙处的边缘可适当位于龈下。

(3) 预备步骤（图 9-5）：①当边缘位于龈下时，需先排龈，再将边缘预备至龈下；②使用细粒度金刚砂钻针将预备体各边缘、线角修整圆钝，磨光预备体表面；③使用金刚砂条进行近远中接触区的磨光，圆钝邻面边缘线角。

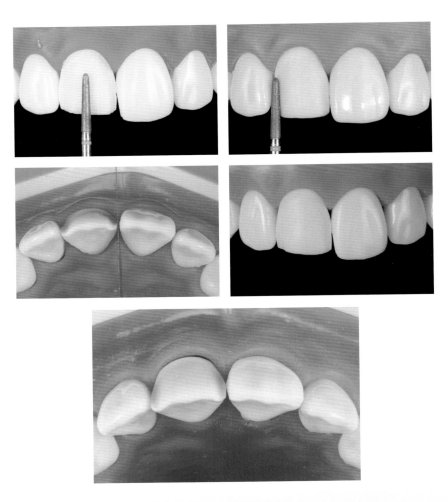

▲ 图 9-5 精修磨光

Chapter 10

后牙全瓷冠牙体预备

全瓷冠按照结构不同可以分为单层全瓷冠和双层全瓷冠。单层全瓷冠由一种或一类全瓷材料组成，如使用氧化锆制作的后牙单层全瓷冠，俗称全锆冠。双层全瓷冠由内冠和饰瓷两层结构组成，两者分别由不同类型的全瓷材料制作，如使用氧化锆制作强度高、遮色好的内冠，外面再覆盖美观性能良好的长石质饰瓷。双层全瓷冠的牙体预备量一般大于单层全瓷冠。由于后牙双层全瓷冠表面的长石质饰瓷容易出现崩瓷，目前后牙特别是磨牙越来越多地使用单层氧化锆全冠。

本文以左下第一磨牙的单层氧化锆全瓷冠为例，介绍后牙全瓷冠的牙体预备，其预备量与铸造金属全冠类似。

一、牙体预备钻针

后牙单层氧化锆全瓷冠牙体预备的钻针（表 10-1）及应用如下：

表 10-1　后牙全瓷冠牙体预备钻针

形　态					
末端直径（mm）	1.2	1.0	0.8	1.0	1.3
最大直径（mm）	1.2	1.7	1.6	1.7	2.0

- 直径 1.2mm 的平头圆角短柱状金刚砂钻针：用于𬌗面牙体预备。
- 末端直径 1.0mm 的圆头锥状金刚砂钻针：用于颊舌面、邻面牙体预备和边缘修整。
- 细针状金刚砂钻针：用于邻面牙体预备。
- 末端直径 1.0mm 的圆头锥状细粒度金刚砂钻针：用于精修磨光。
- 末端直径 1.3mm 的圆头锥状细粒度金刚砂钻针：用于精修磨光。

二、牙体预备量

后牙单层氧化锆全瓷冠的牙体预备量如下（图 10-1）：

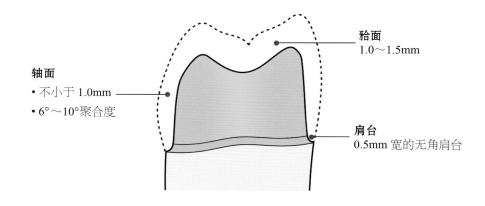

𬌗面
1.0～1.5mm

轴面
- 不小于 1.0mm
- 6°～10°聚合度

肩台
0.5mm 宽的无角肩台

▲ 图 10-1　后牙单层氧化锆全瓷冠的牙体预备量

- 𬌗面：功能尖 1.5mm，非功能尖 1.0mm。
- 颊舌面：以消除倒凹、建立就位道和固位形为标准。颊舌轴面聚合度 6°～10°，颈部形成宽 0.5mm 的无角肩台。
- 邻面：以消除倒凹、建立就位道和固位形为标准。近远中邻面聚合度 6°～10°，颈部形成宽 0.5mm 的无角肩台。
- 龈边缘：宽 0.5mm 的无角肩台，通常为平龈或龈上边缘，某些情况下需要制备龈下边缘（如患牙的临床冠短需要增加固位、缺损或充填体延伸至龈下、旧修复体的边缘位于龈下等）。

三、牙体预备步骤和要求

1. 殆面预备

（1）钻针选择：直径 1.2mm 的平头圆角短柱状金刚砂钻针。

（2）牙体预备量：功能尖 1.5mm，非功能尖 1.0mm。

（3）预备步骤：①使用直径 1.2mm 的平头圆角短柱状金刚砂钻针，沿殆面沟嵴，分别在功能尖和非功能尖预备深约 1.5mm 和 1.0mm 的深度指示沟（图 10-2）；②依照殆面解剖外形均匀磨除指示沟之间的牙体组织（图 10-3）；③预备功能尖斜面：沿功能尖的外斜面预备与牙体长轴约成 45° 角的斜面，磨除深度约 1.5mm（图 10-4）。

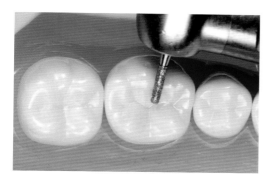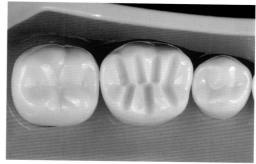

▲ 图 **10-2**　殆面深度指示沟的预备

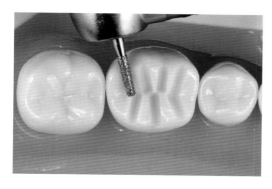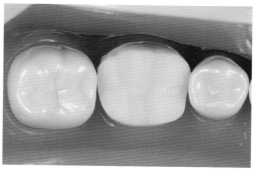

▲ 图 **10-3**　殆面牙体组织的磨除

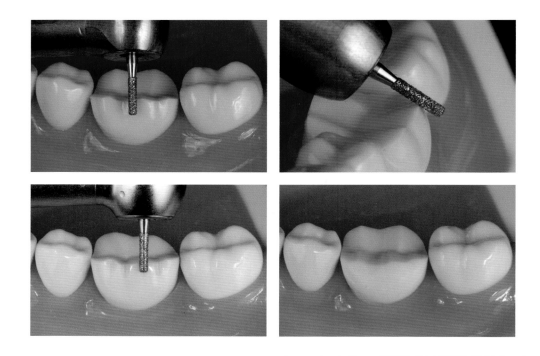

▲ 图 10-4　功能尖斜面的预备

2. 颊舌面预备

(1) 钻针选择：末端直径 1.0mm 的圆头锥状金刚砂钻针。

(2) 牙体预备量：①牙体预备以消除倒凹、建立就位道和固位形为标准；②颊舌轴面聚合度 6°～10°；③颈部形成宽 0.5mm 的无角肩台。

(3) 预备步骤（图 10-5，图 10-6）：使用末端直径 1.0mm 的圆头锥状金刚砂钻针，沿就位道方向，分别在颊舌面中央、近远中轴角处制备 3～5 条深度指示沟，然后顺应颊舌面形态磨除指示沟之间的牙体组织，颈部形成宽 0.5mm 的无角肩台。注意颊舌轴面应尽量平行，形成 6°～10° 的聚合度。在不伤及邻牙的前提下颊舌面预备尽可能向邻面扩展。

3. 邻面预备

(1) 钻针选择：①细针状金刚砂钻针；②末端直径 1.0mm 的圆头锥状金刚砂钻针。

(2) 牙体预备量：①以消除倒凹、建立就位道和固位形为标准；②颈部形成宽

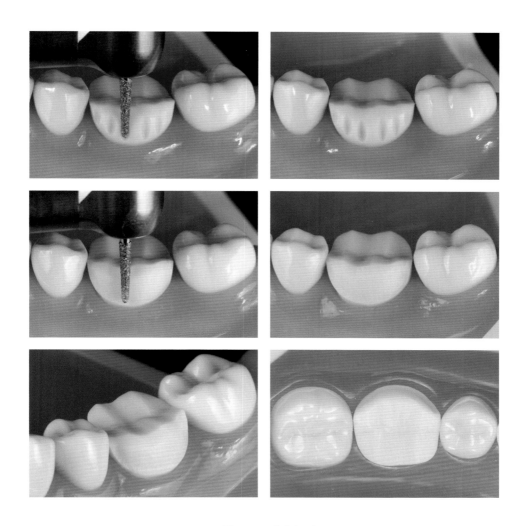

▲ 图 10-5　颊面预备

0.5mm 的无角肩台。

（3）预备步骤（图 10-7）：①先使用细针状金刚砂钻针颊舌向通过邻面，可保留预备牙的一薄层釉质以保护邻牙，钻针方向与全冠就位道一致。进一步磨除邻面倒凹，扩大邻面间隙，直至直径 1.0mm 的圆头锥状金刚砂钻针顺利通过；②使用末端直径 1.0mm 的圆头锥状金刚砂钻针预备邻面，颈部形成宽 0.5mm 的无角肩台，并与颊舌面边缘连续。近远中邻面尽量平行，聚合度 6°～10°。

4. 边缘修整

（1）钻针选择：末端直径 1.0mm 的圆头锥状金刚砂钻针。

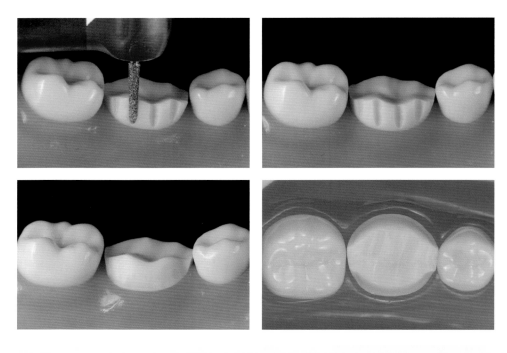

▲ 图 10-6　舌面预备

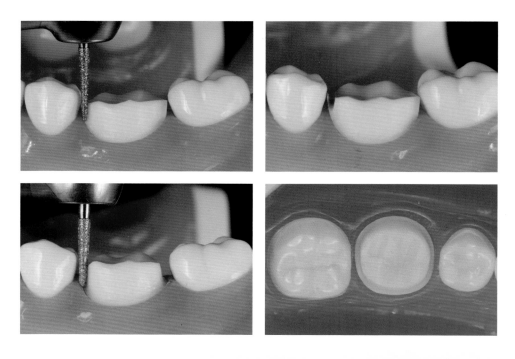

▲ 图 10-7　邻面预备

（2）牙体预备量：①龈边缘的形态，宽 0.5mm 的无角肩台；②龈边缘的位置，通常为平龈或龈上边缘，某些情况下需要制备龈下边缘（如患牙的临床冠短需要增加固位、缺损或充填体延伸至龈下、旧修复体的边缘位于龈下等）。

（3）预备步骤（图 10-8）：若边缘位于龈下，需先排龈，再用末端直径 1.0mm 的圆头锥状金刚砂钻针将边缘预备至龈下（一般位于龈沟中上 1/3），形成光滑连续的宽 0.5mm 的无角肩台。

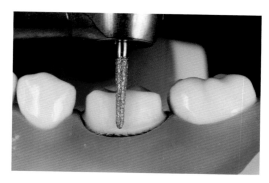 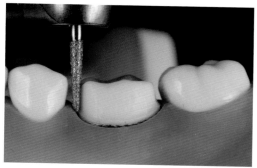

▲ 图 10-8　边缘修整

5. 精修磨光

（1）钻针选择：末端直径 1.0mm 和 1.3mm 的圆头锥状细粒度金刚砂钻针。

（2）牙体预备量：仅精修与磨光。

（3）预备步骤（图 10-9）：①使用直径较大的圆头锥状细粒度金刚砂钻针修整𬌗面，光滑预备体表面，圆钝𬌗轴线角。完成的预备体应保持原有的𬌗面解剖外形，在正中、前伸和侧方咬合都有足够的间隙；②使用直径较大的细粒度金刚砂钻针修整颊舌轴面、直径较小的细粒度金刚砂钻针修整邻面。将预备体表面修整光滑，4 个轴面角处修整圆钝。完成的预备体轴壁无倒凹，聚合度合适；③使用细粒度金刚砂钻针精修预备体边缘，清除边缘飞边、无基釉，使边缘清晰、光滑、连续。

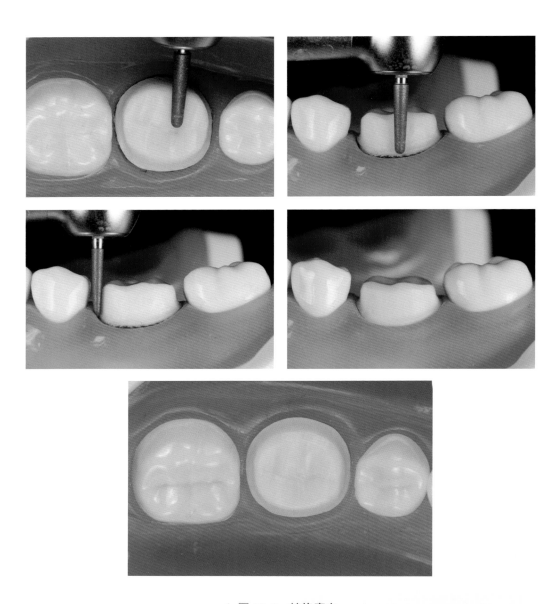

▲ 图 10-9　精修磨光

Chapter 11

嵌体 / 高嵌体牙体预备

　　嵌体是一种冠内修复体，一般用于修复牙体缺损量较小的后牙。嵌体主要依靠洞固位形固位。高嵌体是覆盖部分或全部牙尖的嵌体类修复体，临床上高嵌体一般由近中 – 殆 – 远中（mesial–occlusal–distal，MOD）嵌体演变而来，常覆盖后牙全部殆面，以减少牙体内部有害的拉应力，保护剩余的牙体组织，防止牙齿劈裂。随着椅旁数字化技术、全瓷材料和粘接技术的发展，临床上瓷嵌体和瓷高嵌体的应用越来越广泛。瓷嵌体和高嵌体一般使用玻璃陶瓷或树脂基陶瓷制作。本文以下颌第一磨牙为例介绍后牙 MOD 瓷嵌体和高嵌体的牙体预备。

一、牙体预备钻针

后牙 MOD 嵌体 / 高嵌体牙体预备的钻针（表 11-1）及应用如下：

- 直径 1.5mm 的小球形金刚砂钻针：用于去除腐质或旧充填体。

表 11-1　后牙 MOD 嵌体 / 高嵌体牙体预备钻针

形　态							
末端直径（mm）	—	1.0	1.5	1.0	火焰状	1.5	1.0	1.3
最大直径（mm）	1.5	2.0	2.5	1.0		2.5	2.0	1.3

- 末端直径 1.0mm 的平头圆角锥状金刚砂钻针：用于殆面牙体预备。
- 末端直径 1.5mm 的平头圆角短粗锥状金刚砂钻针：用于殆面洞形预备。
- 直径 1.0mm 的平头圆角柱状金刚砂钻针：用于邻面洞形预备。
- 火焰状金刚砂钻针：用于邻面洞形边缘预备。
- 末端直径 1.0mm 的平头圆角锥状细粒度金刚砂钻针：用于精修磨光。
- 末端直径 1.5mm 的平头圆角短粗锥状细粒度金刚砂钻针：用于精修磨光。
- 直径 1.3mm 的平头圆角柱状细粒度金刚砂钻针：用于精修磨光。

二、牙体预备量

后牙 MOD 瓷嵌体和高嵌体的牙体预备量如下（图 11-1，图 11-2）：

1. 殆面洞形

嵌体洞深为 2.0mm，相对轴壁殆向外展 12°～15°，洞缘离开咬合接触点至少 1.0mm；鸠尾固位形的峡部宽度为颊舌尖之间宽度的 1/3～1/2，瓷嵌体的鸠尾峡部宽度一般至少 1.5～2.0mm。高嵌体因需要在殆面洞形的基础上进行殆面磨除，故殆面洞应适当加深，可预备至 2.5～3.0mm，以保证殆面预备后仍保留 1.5～2.0mm 殆面洞形深度。

2. 邻面洞形

边缘尽量避开邻面接触区、位于外展隙自洁区，颊舌轴壁外展，与牙冠轴面的

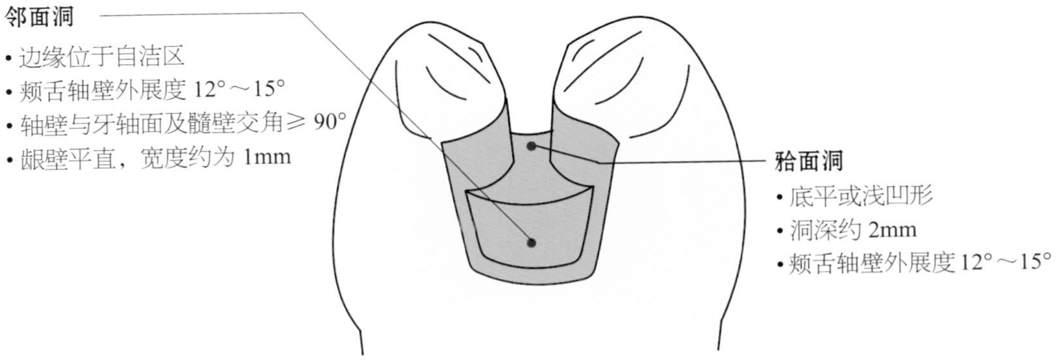

邻面洞
- 边缘位于自洁区
- 颊舌轴壁外展度 12°～15°
- 轴壁与牙轴面及髓壁交角 ≥ 90°
- 龈壁平直，宽度约为 1mm

殆面洞
- 底平或浅凹形
- 洞深约 2mm
- 颊舌轴壁外展度 12°～15°

▲ 图 11-1　后牙瓷嵌体的牙体预备量

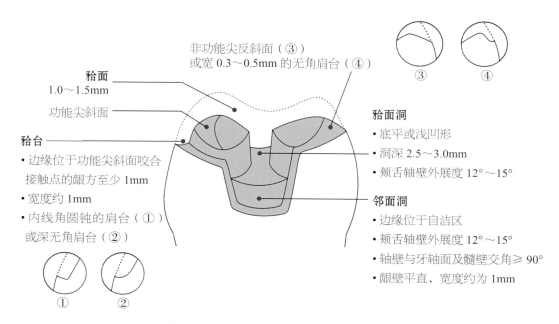

非功能尖反斜面（③）
或宽 0.3～0.5mm 的无角肩台（④）

殆面
1.0～1.5mm

功能尖斜面

殆台
• 边缘位于功能尖斜面咬合
　接触点的龈方至少 1mm
• 宽度约 1mm
• 内线角圆钝的肩台（①）
　或深无角肩台（②）

殆面洞
• 底平或浅凹形
• 洞深 2.5～3.0mm
• 颊舌轴壁外展度 12°～15°

邻面洞
• 边缘位于自洁区
• 颊舌轴壁外展度 12°～15°
• 轴壁与牙轴面及髓壁交角≥ 90°
• 龈壁平直，宽度约为 1mm

▲ 图 11-2　后牙全瓷高嵌体的牙体预备量

交角≥ 90°。龈壁平直，与髓壁垂直，内线角圆钝，宽度约为 1.0mm。邻面洞各轴壁与就位道方向一致。

3. 高嵌体的殆面（嵌体无此要求）（图 11-3）

功能尖 1.5mm，非功能尖 1.0mm。在功能尖斜面咬合接触点龈方至少 1.0mm 处预备殆台，形态为内线角圆钝的肩台或深无角肩台，宽度约 1.0mm；在非功能尖外斜面预备反斜面，反斜面的边缘可设计为 0.3～0.5mm 宽的无角肩台。

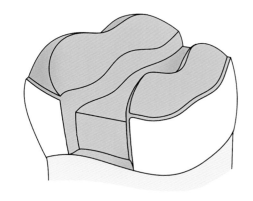

▲ 图 11-3　高嵌体殆面的牙体预备

三、牙体预备步骤和要求

1. 殆面洞形的预备

(1) 钻针选择：①直径 1.5mm 的小球形金刚砂钻针；②末端直径 1.0mm 的平头圆角短锥状金刚砂钻针；③末端直径 1.5mm 的平头圆角短粗锥状金刚砂钻针。

(2) 牙体预备量：嵌体洞深一般为 2.0mm，高嵌体洞深一般为 2.5～3.0mm。

(3) 预备步骤（图 11–4，图 11–5）：①首先使用直径 1.5mm 的小球形金刚砂钻针或末端直径 1.0mm 的平头圆角短锥状金刚砂钻针去净腐质和薄弱的牙体组织。②使用末端直径 1.5mm 的平头圆角短粗锥状金刚砂钻针制备殆面洞形，洞底平或呈浅凹形、内线角圆钝。嵌体洞深约 2.0mm，高嵌体洞深约 2.5～3.0mm。过深的洞底和轴壁倒凹可用树脂类材料粘接垫平。殆面洞形所有相对轴壁保持殆向外展 12°～15°，与嵌体就位道一致。③洞形殆面边缘从缺损部位适当预防性扩展，包括邻近的

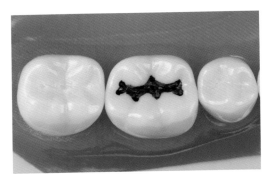
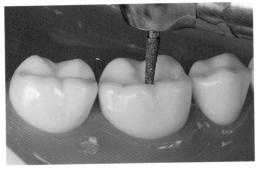

▲ 图 11-4　去净腐质和薄弱的牙体组织

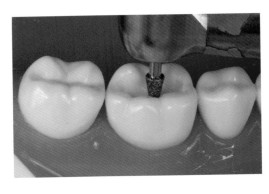
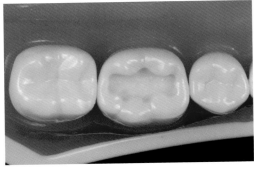

▲ 图 11-5　殆面洞形的预备

点隙、发育沟等，使洞缘位于易于自洁的健康牙体组织上，洞缘尽可能离开咬合接触点至少 1.0mm。④𬌗面制备鸠尾固位形，防止嵌体近远中水平向脱位。鸠尾的峡部一般放在两个相对牙尖三角嵴之间，宽度为颊舌尖之间宽度的 1/3～1/2，瓷嵌体的鸠尾峡部宽度一般至少 1.5～2.0mm。

2. 邻面洞形的预备

(1) 钻针选择：①直径 1.0mm 的平头圆角柱状金刚砂钻针；②火焰状金刚砂钻针。

(2) 牙体预备量：边缘避开邻面接触区、位于自洁区，颊舌轴壁外展，与牙冠轴面的交角 ≥ 90°；龈壁平直、与髓壁垂直，内线角圆钝，宽度约为 1.0mm；各轴壁与就位道方向一致。

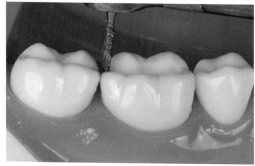

(3) 预备步骤（图 11-6）：①使用直径 1.0mm 的平头圆角柱状金刚砂钻针制备邻面箱状洞形，邻面洞形的颊舌轴壁和龈壁的边缘应尽可能离开邻面接触区，位于龈外展隙和颊舌外展隙自洁区；②使用火焰状金刚砂钻针向外扩展邻面洞形的颊舌轴壁，邻面洞的颊舌轴壁与其相对应的牙冠轴面的交角应尽可能大于或等于 90°，避免形成过于锐利的边缘；③邻面洞的龈壁应平直，与髓壁垂直，内线角圆钝，宽度约为 1.0mm；④邻面洞形的轴壁（颊壁、舌壁、髓壁）和𬌗面洞形的轴壁均保持与嵌体就位道方向一致。

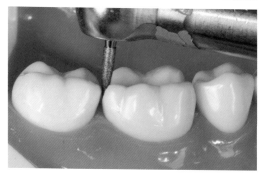

3. 高嵌体𬌗面预备（注意：嵌体牙体预备时不进行本项操作）

(1) 钻针选择：末端直径 1.0mm 的平头圆角短锥状金刚砂钻针。

(2) 牙体预备量：功能尖 1.5mm，非

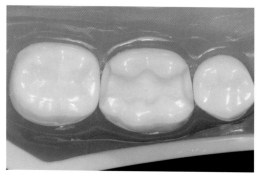

▲ 图 11-6 邻面洞形的预备

功能尖 1.0mm。在功能尖斜面咬合接触点龈方至少 1.0mm 处预备殆台，形态为内线角圆钝的肩台或深无角肩台，宽度约 1.0mm；在非功能尖外斜面预备反斜面，反斜面的边缘为 0.3～0.5mm 宽的无角肩台。

(3) 预备步骤（图 11-7）：制备高嵌体时，步骤一当中的殆面洞形的预备深度应为 2.5～3.0mm，在此基础上进行殆面预备。①使用末端直径 1.0mm 的平头圆角短锥状金刚砂钻针沿殆面解剖外形将功能尖均匀磨除 1.5mm，非功能尖磨除 1.0mm，

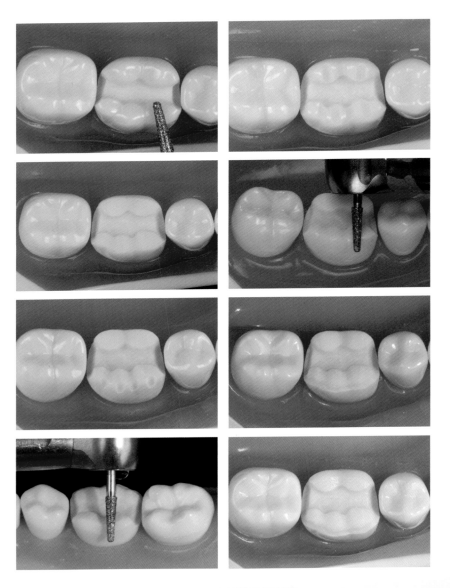

▲ 图 11-7　高嵌体殆面预备

预备功能尖斜面；②在功能尖外斜面咬合接触点龈方至少 1.0mm 处预备终止线，也称之为殆台，形态为内线角圆钝的肩台或深无角肩台，宽度约 1.0mm；③在非功能尖外斜面预备反斜面，反斜面的边缘为 0.3～0.5mm 宽的无角肩台。

4. 精修磨光

(1) 钻针选择：①末端直径 1.0mm 的平头圆角锥状细粒度金刚砂钻针；②末端直径 1.5mm 的平头圆角短粗锥状细粒度金刚砂钻针；③直径 1.3mm 的平头圆角柱状细粒度金刚砂钻针。

(2) 牙体预备量：仅精修与磨光。

(3) 预备步骤（图 11-8）：使用细粒度金刚砂钻针将预备体各边缘、线角修整圆钝，磨光预备体表面。

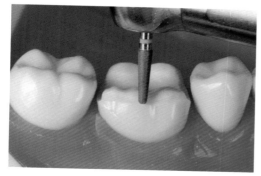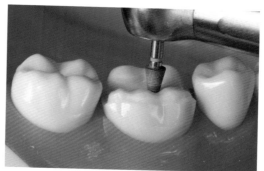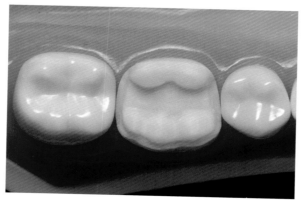

▲ 图 11-8　精修磨光

Chapter 12

后牙骀贴面牙体预备

骀贴面是覆盖后牙骀面和部分牙尖外斜面、主要依靠粘接固位的一类修复体。目前临床上骀贴面多使用玻璃陶瓷或者树脂基陶瓷材料制作。根据修复体覆盖牙面的范围，后牙骀贴面可以分为经典型、部分包绕型、全包绕型三类。本文以下颌第一磨牙的经典型骀贴面为例介绍后牙骀贴面的牙体预备。

一、牙体预备钻针

后牙骀贴面牙体预备的钻针（表 12-1）及应用如下：

表 12-1　后牙骀贴面牙体预备钻针

形　态					
末端直径（mm）	1.2	1.0	0.8	1.0	1.3
最大直径（mm）	1.2	1.7	1.6	1.7	2.0

- 直径 1.2mm 的平头圆角短柱状金刚砂钻针：用于骀面预备。
- 末端直径 1.0mm 的圆头锥状金刚砂钻针：用于颊舌侧边缘预备。
- 末端直径 0.8mm 的圆头锥状金刚砂钻针：用于邻面边缘预备。

- 末端直径 1.0mm 的圆头锥状细粒度金刚砂钻针：用于精修磨光。
- 末端直径 1.3mm 的圆头锥状细粒度金刚砂钻针：用于精修磨光。

二、牙体预备量

后牙经典型殆贴面的牙体预备量如下（图 12-1）：
- 殆面：功能尖 1.5mm，非功能尖 1.0mm。
- 边缘：功能尖外斜面的边缘终止线形成宽 1.0mm 的深无角肩台，非功能尖外斜面的边缘终止线形成宽 0.5mm 的无角肩台，邻面边缘终止线形成宽 0.5～1.0mm 的无角肩台。

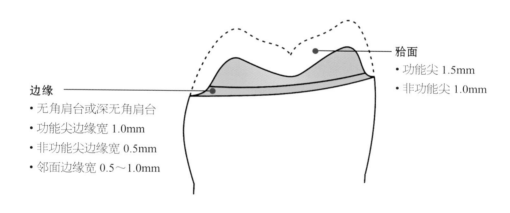

殆面
- 功能尖 1.5mm
- 非功能尖 1.0mm

边缘
- 无角肩台或深无角肩台
- 功能尖边缘宽 1.0mm
- 非功能尖边缘宽 0.5mm
- 邻面边缘宽 0.5～1.0mm

▲ 图 12-1　后牙经典型殆贴面的牙体预备量

三、牙体预备步骤和要求

1. 殆面预备

(1) 钻针选择：直径 1.2mm 的平头圆角短柱状金刚砂钻针。

(2) 牙体预备量：功能尖 1.5mm，非功能尖 1.0mm。

(3) 预备步骤：①使用直径 1.2mm 的平头圆角短柱状金刚砂钻针沿𬌗面沟嵴，分别在功能尖和非功能尖预备深约 1.5mm 和 1.0mm 的深度指示沟（图 12-2）；②依照𬌗面解剖外形均匀磨除指示沟之间的牙体组织（图 12-3）；③预备功能尖斜面，沿功能尖（颊尖）的外斜面预备功能尖斜面，磨除深度约 1.5mm（图 12-4）。

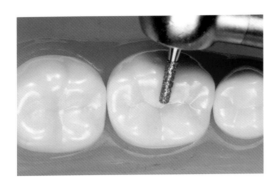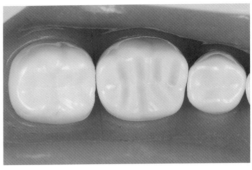

▲ 图 12-2　𬌗面深度指示沟的预备

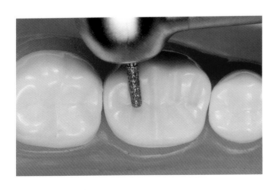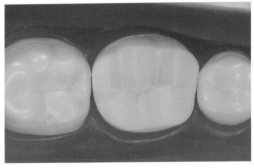

▲ 图 12-3　𬌗面牙体组织的磨除

2. 边缘预备

(1) 钻针选择：①末端直径 1.0mm 的圆头锥状金刚砂钻针；②末端直径 0.8mm 的圆头锥状金刚砂钻针。

(2) 牙体预备量：①功能尖外斜面的边缘终止线形成宽 1.0mm 的深无角肩台；②非功能尖外斜面的边缘终止线形成宽 0.5mm 的无角肩台；③邻面边缘终止线形成宽 0.5~1.0mm 的无角肩台。

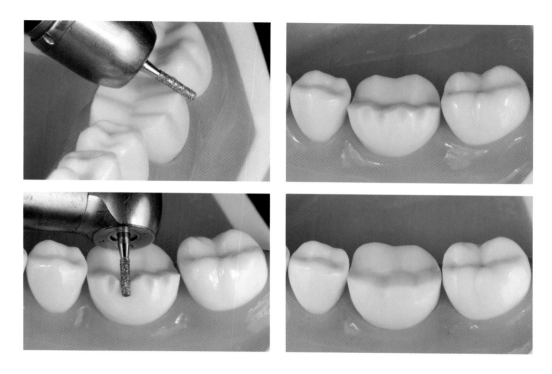

▲ 图 12-4　功能尖斜面的预备

（3）预备步骤：①使用末端直径 1.0mm 的圆头锥状金刚砂钻针在功能尖斜面咬合接触点龈方至少 1.0mm 处预备边缘终止线，形态为深无角肩台，宽度约 1.0mm（图 12-5）；②使用末端直径 1.0mm 的圆头锥状金刚砂钻针在非功能尖外斜面𬌗面龈方约 1.0mm 处预备边缘终止线，形态为 0.5mm 宽的无角肩台，颊舌侧终止线预备应在不损伤邻牙的基础上尽量向邻面扩展（图 12-6）；③邻面使用末端直径 0.8mm 的圆头锥状金刚砂钻针在𬌗面龈方约 1.0mm 处预备边缘终止线，形态为无角肩台，宽度 0.5～1.0mm，并与颊舌侧边缘终止线相连续（图 12-7）。邻面边缘终止线的预备要注意对邻牙的保护，在邻接触紧密的位置，预备时可使用金属成型片保护邻牙。

临床上要注意后牙𬌗贴面邻面边缘位置的设计，如果邻面接触区为宽大紧密的面式接触，邻面边缘可位于接触区内（图 12-8A），但要特别注意边缘的预备精度、边缘处印模制取、𬌗贴面的试戴及粘接抛光。如果邻面接触区𬌗龈向宽度较窄且位置近𬌗缘，则可以将邻面边缘龈方扩展至龈外展隙自洁区（图 12-8B）。

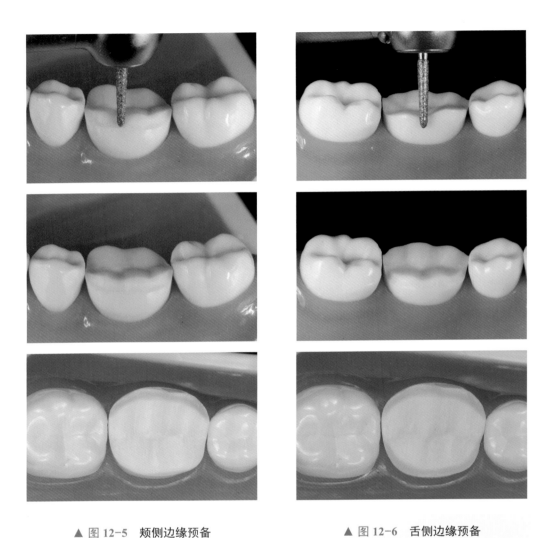

▲ 图 12-5　颊侧边缘预备　　　　　　　　　　▲ 图 12-6　舌侧边缘预备

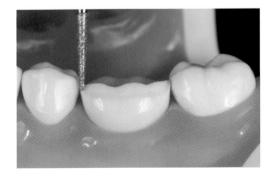

▲ 图 12-7　邻面边缘预备

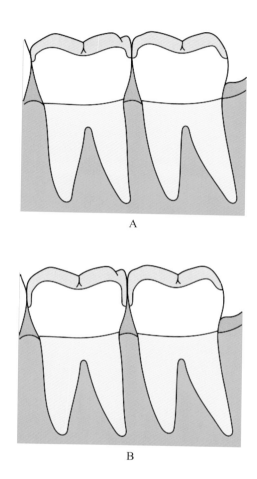

▲ 图 12-8   后牙𬌗贴面邻面边缘位置
A. 边缘位于邻面接触区内；B. 边缘位于龈外展隙自洁区

3. 精修磨光

(1) 钻针选择：①末端直径 1.3mm 的圆头锥状细粒度金刚砂钻针；②末端直径 1.0mm 的圆头锥状细粒度金刚砂钻针。

(2) 牙体预备量：仅精修与磨光。

(3) 预备步骤（图 12-9）：①使用细粒度金刚砂钻针将预备体各边缘、线角修整圆钝，磨光预备体表面；②使用金刚砂条进行近远中接触区的磨光，圆钝邻面边缘、线角。

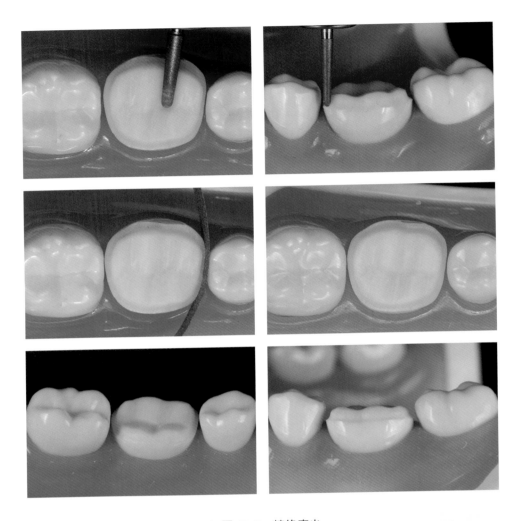

▲ 图 12-9　精修磨光

Chapter 13

前牙纤维桩修复

对于冠部硬组织大量缺失、甚至累及牙根的大面积牙体缺损，常采用桩核冠进行修复。目前临床常用的桩核包括间接法制作的金属桩核和直接法制作的纤维桩树脂核。其中，直接法纤维桩树脂核可以在临床一次完成桩核制作，减少患者就诊次数。它主要用于冠部剩余牙体组织具有理想牙本质肩领的牙齿，颈部剩余牙体组织越多，使用纤维增强树脂桩的可能性越大。

一、根管预备钻针

前牙纤维桩树脂核根管预备的钻针（图 13-1）及应用如下：

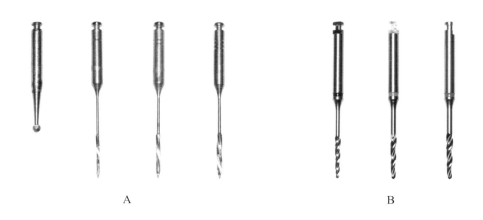

▲ 图 13-1　根管预备钻针
A. 根管预备钻针；B. 纤维桩配套根管钻针

- 直径 1.5~2.0mm 的小球形钻针：用于去除旧充填体及龋坏等病变组织。
- 根管预备钻针：从细到粗使用，用于去除根充材料及进行根管预备。
- 纤维桩配套根管钻针：选择与所选纤维桩直径匹配的 1 支钻针进行根管成形，获得与所选纤维桩匹配的根管形态。

二、牙体预备量

前牙纤维桩修复的牙体预备量如下（图 13-2）：

- 冠部：按照所设计的最终全冠的牙体预备要求进行冠部牙体预备，去除薄壁、原充填物、龋坏组织等。此时龈边缘可位于龈上或平龈，最终理想的全冠边缘应位于缺损断面的龈方至少 1.5mm，形成牙本质肩领且不破坏生物学宽度。
- 根管预备的长度：保留 3~5mm 的根尖封闭区，理想的桩长度应至少与冠长相等，并达到根长的 2/3~3/4，在牙槽骨内的桩的长度需大于牙槽骨内根长的 1/2。

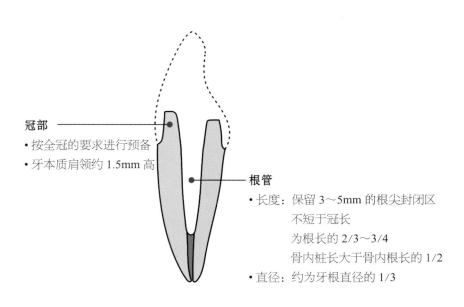

冠部
- 按全冠的要求进行预备
- 牙本质肩领约 1.5mm 高

根管
- 长度：保留 3~5mm 的根尖封闭区
  不短于冠长
  为根长的 2/3~3/4
  骨内桩长大于骨内根长的 1/2
- 直径：约为牙根直径的 1/3

▲ 图 13-2　前牙纤维桩修复的牙体预备量

● 根管预备的直径：临床上理想的桩直径为牙根直径的 1/3，预备后的根管壁至少保留 1mm 厚。如果根管过细且根管壁足够厚，可以适当预备根管内壁，扩大根管直径，以增加桩的直径，提高桩的自身强度。如果根管粗大或根管壁较薄，则不应再过分扩大根管直径。

三、前牙纤维桩修复步骤和要求

根据 X 线片了解牙根的长度、直径、外形，根管的形态、粗细，根管治疗的情况，以及根尖周和牙槽骨的情况等，设计桩核类型、长度和直径等。

1. 冠部牙体预备

(1) 钻针选择：①全冠预备钻针（见第 8 章）；②直径 1.5～2.0mm 的小球形钻针。

(2) 牙体预备量：在全冠预备的基础上，去除薄壁、原充填物、龋坏组织等。此时龈边缘可位于龈上或平龈，形成牙本质肩领且不破坏生物学宽度。

(3) 预备步骤：①若患牙（含充填体）形态不理想，需首先根据美学设计制作诊断饰面，初步建立目标修复体形态（图 13-3）；②按照设计的全冠修复体的要求进行冠部牙体预备，边缘位于龈上或平龈（图 13-4）；③使用直径 1.5～2.0mm 的小球形钻针，去除原充填物、龋坏等病变组织（图 13-5）；④去除薄壁等薄弱牙体组织，形成牙本质肩领且不破坏生物学宽度（图 13-6）。

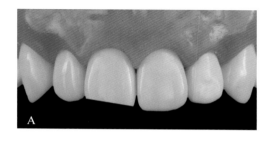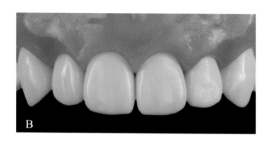

▲ 图 13-3　建立目标修复体形态
A. 术前情况；B. 诊断饰面

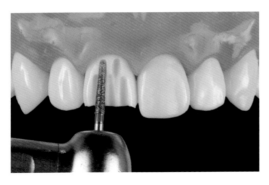
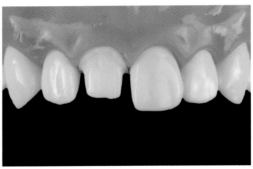

▲ 图 13-4　冠部预备

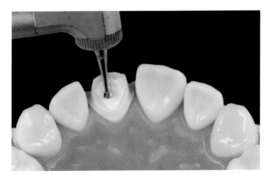
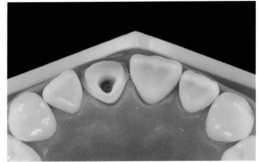

▲ 图 13-5　去除原充填体、病变组织

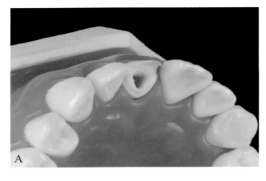
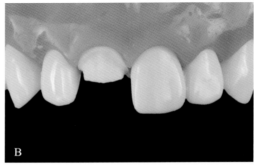

▲ 图 13-6　去除薄壁
A. 唇面牙体组织薄壁；B. 去除薄壁后

2. 桩核根管预备

(1) 钻针选择：根管预备钻针及纤维桩配套根管钻针。

(2) 牙体预备量：至少保留 3～5mm 的根尖封闭区，桩长度至少应与冠长相等，并达到根长的 2/3～3/4，在牙槽骨内的桩的长度需大于牙槽骨内根长的 1/2。理想的桩的直径为牙根直径的 1/3，在临床上不应过分扩大根管。

(3) 预备步骤：①使用止动片标记好各根管预备钻针及纤维桩的长度（图 13-7）；②利用根管预备钻针由细到粗去除根充材料（图 13-8A），保留至少 3～5mm 的根尖封闭区。预备至所需的根管直径后，使用与纤维桩配套的根管预备钻针进行根管成形（图 13-8B），也可直接使用纤维桩配套的根管预备钻针由细到粗逐级进行根管预备；③试戴预成纤维增强树脂桩，以桩能被动就位且有一定固位力为宜（图 13-9）。

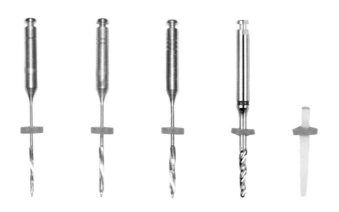

▲ 图 13-7　标记根管预备钻针及纤维桩长度

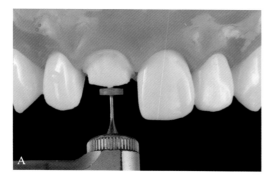
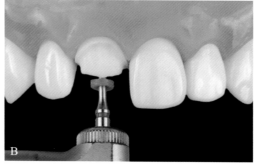

▲ 图 13-8　桩核根管预备
A. 去除根充材料并进行根管预备；B. 使用纤维桩配套根管钻针进行根管成形

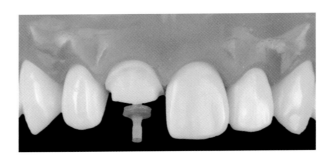

▲ 图 13-9　试纤维桩

3. 粘接纤维桩

(1) 材料选择：纤维桩、树脂水门汀、核树脂。

(2) 操作步骤：①充分隔湿患牙，用纸尖彻底干燥根管。②在根管壁和冠部需要进行粘接的牙体组织表面涂布前处理剂，20s 后吹干并用纸尖蘸干；再涂布树脂粘接剂，20s 后吹薄并用纸尖蘸去多余粘接剂（图 13-10）。不同的树脂水门汀系统

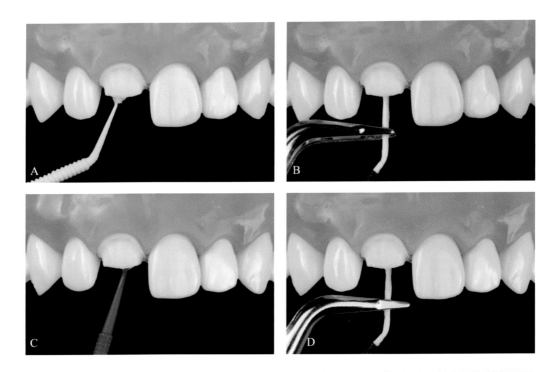

▲ 图 13-10　根管壁粘接处理
A. 涂布前处理剂；B. 纸尖蘸干；C. 涂布树脂粘接剂；D. 去除多余粘接剂

的粘接处理步骤和要求会略有不同，应严格遵守所选树脂水门汀系统的操作要求。③用专用注射器在根管内注入树脂水门汀（图 13-11A），或使用螺旋充填器慢速顺时针旋转将树脂水门汀输入根管，注意避免出现气泡。根管内充满树脂水门汀后，插入选好的纤维桩（图 13-11B）。

4. 堆塑树脂核

（1）树脂核形态要求：按照预期全冠预备体的形态进行堆塑，可略大于目标预备体形态。

（2）操作步骤：在纤维桩及冠部剩余牙体组织周围堆塑核树脂材料，初步形成目标预备体形态，然后进行彻底的光照固化（图 13-12）。

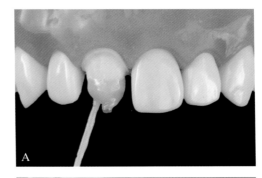

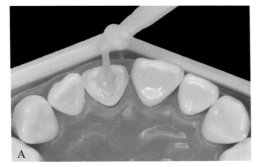

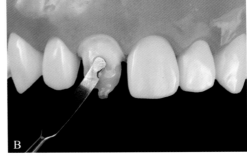

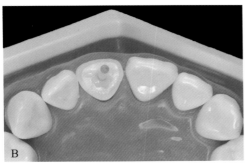

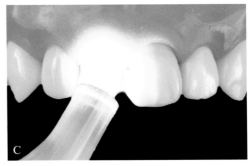

▲ 图 13-11　粘接纤维桩
A. 注入树脂水门汀；B. 插入纤维桩

▲ 图 13-12　堆塑树脂核
A. 堆塑树脂核；B. 树脂核成形；
C. 光照固化

5. 精修形成全冠预备体

(1) 钻针选择及牙体预备量：同全冠预备（见第 8 章）。

(2) 预备步骤：树脂核堆塑完成后，对冠部预备体进行精修，形成最终全冠预备体（图 13-13）。

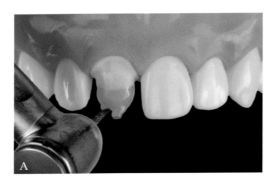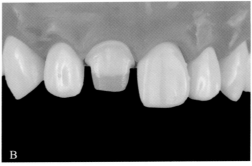

▲ 图 13-13　精修形成全冠预备体
A. 全冠预备体精修；B. 纤维桩树脂核修复完成

参考文献

[1] 谭建国. 我国口腔美学发展的过去、现在和未来. 中华口腔医学杂志，2019，54（6）：368–372.

[2] 冯海兰，徐军. 口腔修复学. 2 版. 北京：北京大学医学出版社，2013.

[3] 徐军. 口腔固定修复的临床设计. 北京：人民卫生出版社，2006.

[4] 中华口腔医学会口腔美学专业委员会，中华口腔医学会口腔材料专业委员会. 全瓷美学修复材料临床应用专家共识. 中华口腔医学杂志，2019，54（12）：825–828.

[5] Shillingburg HT，Sather DA, Wilson EL, et al. Fundamentals of fixed prosthodontics. 4th edition. Chicago：Quintessence Publishing Co.，2012.

[6] Shillingburg HT，Jacobi R, Brackett SE. Fundamentals of tooth preparations. Chicago：Quintessence Publishing Co.，2008.

[7] Rosenstiel SF，Land MF, Fujimoto J. Cont-emporary fixed prosthodontics. 5th edition. St. Louis：Mosby Elsevier，2015.

[8] The glossary of prosthodontic terms (9th edition). Journal of Prosthetic Dentistry，2017，117(5s)：e1–e105.

[9] Gracis S，Thompson VP, Ferencz JL, et al. A new classification system for all–ceramic and ceramic–like restorative materials. International Journal of Prosthodontics，2015，28(3)：227–235.

[10] 谭建国. 牙体缺损微创修复的贴面类型和应用. 中华口腔医学杂志，2020，55（7）：515–518.

[11] 谭建国. 牙列重度磨耗的病因和鉴别诊断. 中华口腔医学杂志，2020，55（8）：599–602.

相 关 图 书 推 荐

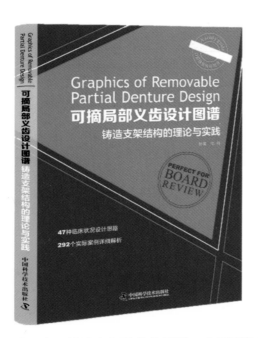

可摘局部义齿设计图谱
铸造支架结构的理论与实践

定　价：158.00 元
开　本：大16开（双色）
编　著：韩　科

　　这是一部口腔修复科临床设计图谱。编者以卡环／殆支托结构的传统式铸造支架可摘局部义齿的设计为重点，以各种附着体固位的义齿设计作为比较衬托，系统地介绍了可摘义齿制作工艺。前 6 章循序渐进地介绍了牙列缺损病变进程和修复治疗方法、可摘局部义齿的基牙选择、基本设计理念、铸造支架结构的解析、卡环固位装置和各种类型的卡环固位装置，以帮助读者建立可摘局部义齿铸造支架设计的系统思路。随后的章节列举了不同缺牙条件下，以传统卡环为固位体的局部义齿支架设计图谱。在第 14 章，还介绍了一些固定活动联合修复牙列缺损的设计案例。本书内容科学，图文并茂，实用性强，对口腔临床具有一定的指导意义，适合广大口腔修复科及口腔全科医师阅读参考。

致读者

　　感谢您对我社图书的喜爱和支持。我社是中国科协直属的国家级出版单位，以编辑出版学术专著、科普图书和科学期刊为主业，成立于 1956 年。近年来，我社与多家国际一流出版集团战略合作，在国际医学经典图书出版领域卓有建树。敬请关注我社官方网站（http://www.cspbooks.com.cn）及官方微店。